JN063033

糖尿病と向き合う
一筋の道

大森 安恵

時空出版

目次

2　尊敬する恩師と同志

3　私の歩いた一筋の道

4　彼岸花の鎮魂歌

5　桜の花に寄せて

はじめに

世間で言われる米寿という年齢を迎え、その二〇二〇年一一月に新型コロナウイルスの影響でオンラインでの開催になった第六回国際糖尿病・妊娠学会と第三六回日本糖尿病・妊娠学会の講演撮影が完了した時、これで私の人生における学会活動はもう終わりだなとすんなり思えた。

しかし、その反面、素晴らしい患者さんたちとの出会いや、その方たちの残した名言、生き様などを、多くの方々に知っていただければ、糖尿病臨床の患者教育にお役に立つかもしれないし、長い人生の中で優しく交流してくださった人々から学んだことは、書き残しておいた方が何か意味があるのではないかと思うようになっていた。

また「いつ死んでも良い歳になって思うこと」もあるので、気楽に自分の内面を表明出来るような気にもなってきている。さらに、二〇二〇年四月二四日、テレビでリヒャルト・シュトラウス Richard G. Strauss の四つ（①春、②九月、③眠りにつく時、④夕映えに）の最後の歌を聴いて、書き残すことの決心は強いものになった。シュトラウスはこの「夕映えに」の詩を作ったヨーゼフ・フォン・アイヒェンドルフ Joseph von Eichendorff の「こんなにも深く夕映えに包まれて、私たちはさすらいに疲れた。これが死というものだろうか」を歌曲に作曲して1年後の一九四八年に亡くなっている。

私も人様のお役に立てるような最後の本が書けるといいなと、冴え渡る八月の美しい月を眺めながら希った次第である。

この「はじめに」を書き始めた令和二（二〇二〇）年八月の時点では、あっという間に本は仕上がると思っていた。しかしオンラインの学会は、90歳近くになって初めての経験であり、ズーム Zoom の会議に対する勉強会なども初体験で、原稿執筆はなかなか進まず、数ヵ月は水の流れのように止まることなく経過してしまった。

医師になって糖尿病の臨床と研究、教育一筋に歩んだ道のりは、65年の年月であった。その間、素晴らしい恩師に恵まれ、沢山の教えを受けた患者さんに出会い、暖かい友情を示してくれた秀でた友人に支えられ、私の拙い指導でも成長してくれた優れた教え子たちの存在があった。

そんな生活の中で学んだことの万に一つでもここに書き残せてお役に立つことがあれば幸せであると思っている。

二〇二一年五月　厳しいコロナ禍環境の中で

1

患者さんから教えられたこと

坪井善明先生の場合

私は一九九七年三月に東京女子医科大学を定年退職後、その特定関連病院の済生会栗橋病院を経て、二〇〇二年四月から二〇一九年三月まで神奈川県の海老名総合病院に勤務した。

その海老名総合病院・糖尿病センター長として勤務している時のことである。病院は地域の中堅病院としての規模と実力を備えており、医師は全て大学病院からの派遣で、最高の最新医療がなされていたので、卒業直後の研修医のみならず、専門医習得のための勤務医も多く、皆よく切磋琢磨し合って学習していた。

私がセンター長を務める糖尿病部門も、糖尿病専門医認定教育施設であったので、優秀な方が常に専門医の試験を受けていた。

そんな専門医研修生の一人に、受験資格を得るために他病院から3年間だけ、海老名の正職員になった方がおられた。ご自身の勤務する病院は、糖尿病認定教育施設でないから受験資格が取れないためであった。

彼は人柄も学識も抜群に優れていたので、臨床と並行して臨床研究もやらせようと思い、当時、筑波大学から笑うと血糖値が下がることが報告されて話題になっていたので、それが「なぜ」か、について取り組んでみないかと声を掛けたところ、欣然（きんぜん）と同意してくださった。

そして早速、患者さん対象に糖尿病教育講義の前後の血糖測定と、漫才を聞かせて大いに笑わせた前後の血糖値も測定し、笑いが血糖値を有意に下げることを追試した。

さらに、笑いと健康学会長・澤田隆治氏のご協力を得て、糖尿病のない漫談ライブの参加者を選び、漫談を聞く前後の血糖測定と、スズケンの生活習慣記録機 Lifecorder®GS を使用した筋肉活動強度の測定を行なった。この装具使用は患者さんへの糖尿病教育講義の時と、漫才を聞かせた時も施行している。

この結果を解析して彼は「笑いには食後血糖の低下効果があり、血糖低下が他の報告と同じように認められた。その低下機序は、血糖上昇ホルモンの影響ではなく、腹筋を中心とする筋肉運動による影響と考えられた」と結論した。

そして二〇〇八年の第三回笑いと健康学会と、その翌年の日本糖尿病学会において発表した。しかし研究は、臨床研究でも学会発表だけでは零点で、必ず論文にしなくては業績にならないことは常識である。糖尿病専門医にはすぐ合格しているのに、彼は何故か論文を書いてこない。

最初の発案、発表から10年近く経過したのでついに私の方が爆発してしまった。

専門医資格習得後は元の勤務病院に復帰し、海老名総合病院・糖尿病センターには週1回の勤務になっていたので、ある日、面会を求め、「まだ書き始めていなくてすみません」と言われて、咄嗟（とっさ）に私は激しい反応をしてしまった。

「自治医大を卒業しているということは、私は秀才ですという看板をかけているようなものだけど、実は馬鹿なんではないですか」と決めつけた。すると彼は穏やかに、「僕は、東海大学の学位指導の教授にも全く同じセリフを言われたことがあります。すみません」とお辞儀をされた。「それでは医学博士が取れたのだから、論文も書ける。今日から書き始めなさい。何度でも直してあげるから」とお互いに握手をして別れた。

しかしいくら論文を書かないと言っても、私はあれだけの人物を「本当は馬鹿じゃないか」などと怒鳴った自分にとても傷つき落ち込んでしまった。彼の結婚式の時、「『哲学を持つ医師は神に近し』という格言があります。本日主役の新郎様はお人柄、医学力ともに満点で、まるで神様のような方ですが、神様でないたった一つの理由は自筆が読み難いことです」とスピーチをしたことなどを思い出して余計に心が痛んだ。

翌日、二〇一七年二月九日（木曜日）、東京女子医科大学特定関連診療所・戸塚ロイヤルクリニックに診察に来られてお目にかかった、早稲田大学政経学部教授・坪井善明先生に悩みを打ち明けてみた。

教授はさっと私の発言を「間違っていないよ」と慰めてくださりながら、次のことを何も見ずすらすらと教えてくださった。

「頭が良いということを、丸山眞男(東京大学名誉教授)が次の7つに分類しています。①記憶力、②計算力、③論理力、④構想力、⑤独創性(originality)、⑥想像力(imagination)、⑦直感力(intuition)。通常、記憶力と計算力が抜群に強いと、偏差値が高くなるので、いい学校に合格するのです。

でもこれに加えてリーダーシップの取れる方は、人間力つまり人間的魅力がなければならないのです。それは①勇気、②タフネス、③リーダーシップ、④マザー・テレサのような愛、⑤包容力だと言われています。

大森先生、落ち込まなくていい。先生は正しいです」

と教えられ、慰められ、励まされて勇気をいただいた。私はいつもこのようなことをずっと年下の坪井教授から教えていただいて、診察日は楽しい。現在は名誉教授になられ、ヴェトナム学に益々邁進しておられる。

さすがに件の伊藤俊先生もその後すぐ「笑いによる血糖値の変化についての検討 Studies on the Mechanism of Decreasing Blood Glucose Level with Laughter in the Type 2 Diabetes」というタイトルで論文を書き、『東京女子医科大学雑誌』86巻5号二〇一六に掲載されて、秀才の面目躍如たり得ている。

岡村喬生先生の場合

治療管理と家族の協力

音楽好きの方なら、特に歌曲のこよない愛好者であれば、シューベルトの「冬の旅」を毎年歌っていた岡村喬生先生をご存じない方はまずないと思われる。岡村先生は一九三一年生まれで、一九五四年に早稲田大学第一政経学部新聞学科を卒業されながら、渡欧してローマのサンタ・チェチリア音楽院をご卒業後、ウイーン国立音楽アカデミー・リートオラトリオ科を修了され歌手になられた。以来20年間を、第一バスのオペラ歌手としてイタリア、オーストリー、ドイツで大活躍されたのである。

きっかけはシューベルトの歌曲集「冬の旅」に魅せられて、早稲田大学グリークラブ部員の時から歌い始めた由である。「冬の旅」を歌うのはあたかも24の交響曲を指揮するようなものであると書かれている（『渡る世界にオニはない』読売新聞社、150頁）。そして、声の力、声の技術だけでは、絶対に歌えないのが「冬の旅」であり、それを歌うことは、歌手としてのみならず、人間としての全存在をさらけ出すことであるとも書かれている。

最初に「冬の旅」を「お客様の前で」歌ったのが一九七〇(昭和四五)年、39歳、ジュネーブ近郊の小さな音楽祭であったとも同書に記載されている。私も「冬の旅」が大好きな人間なので、拙著『女医のこころ』（河出書房新社）67頁でも紹介している。日本においては一九八〇年より上野の文化会館小ホールで、毎年「冬の旅」のコンサートを開いておられた。二〇一七年のポスターには「57年歌い続けた冬の旅——岡村喬生リサイタル——」と書かれている。

岡村先生は声が大きくて美しいだけでなく、新聞学科を卒業されているだけあって、これまで沢山の著作もなさっている。私が知っている範囲でここに簡単に紹介すると次のようなものである。

一九八三年『ヒゲのオタマジャクシ世界を泳ぐ』新潮社、一九八四年『オタマジャクシ酪笑曲』新潮社、一九八八年『渡る世界にオニはない』読売新聞社、一九九〇年『岡村喬生の本音のコラム101話』東京新聞出版局、一九九六年『三つの頑張らない人生』近代文芸社、一九九八年『オペラの時代に——歴史と名作を楽しむ』新潮社、二〇〇一年『歌うオタマジャクシ世界奮泳記』東京新聞出版局など。

各書籍を詳しくご紹介する余地がなくて残念であるが、心の底からの本音のご意見と、文明批評、さらに正直で謙虚なヨーロッパでの体験がしっかり書かれていて、思わず涙ぐむ感動的な場面も沢山ある、とても面白く有益な読み物である。

日本では葬儀の時に、歌舞、音曲はタブーとされているが、岡村先生は教会におけるお母上のご葬儀の際、義妹様のオルガン伴奏でお母上がいつも歌っておられた賛美歌「春の日の花と輝く」をお歌いになったというエピソードが私は大好きである。「春の日の花と輝く」という歌は、岡村先生が小さいときからお母上がいつも歌っていて、歌手になられた原点になったと言われている。

岡村先生のご活躍は全て日本文化に寄与するどれも大切なものであるが、プッチーニの「蝶々夫人」を完璧な日本調「蝶々夫人」にされたこともその一つではないだろうか。ご著書『オペラの時代に——歴史と名作を楽しむ』206頁に、僧衣を着てちょんまげを結わされる、下駄履きのまま家の中に入る、長崎の空に富士山が浮かんでいる、などのおかしな例を挙げている。岡村先生は許される範囲でそれらを是正し、「蝶々夫人」を総監督、演出公演されたのである。本当に活力に溢れ、機知に富み素晴らしい男性像をいつも見せていただいていた。

岡村喬生先生に初めてお目にかかったのは、ヨーロッパから帰国された一九七九年一二月も押し詰まった時であった。『妻たちの二・二六事件』他でたいへん有名な作家、澤地久枝氏からのお電話での「診てあげて」という依頼で岡村先生にお目にかかることになった。年末のベートーヴェン「交響曲第九番」を歌われることになっていて、とてもお忙しい身の上ながら、かなり厳しい身体状況であった。すぐ眼科の教授にも併診していただき、討論の結果、まずしっかり食事療法を守っていただき、初期教育を完璧にして、お仕事は続けていただくことにした。この時は美しく理知的な奥様の理解力と対応力を信じて、あえて入院の手続きもしなかった。奥様は東京藝術大学卒のソプラノ歌手でありながら、岡村先生の完璧な秘書役も務めておられた。

それ以来40年間、きちんと私との医療を通じた付き合いを守り通され、お見事な元気ぶりであった。今から3年前にあの美しくお元気な奥様が急にご病気になられ、やがて身罷（みまか）られると、あっと言う間に岡村先生のご身体にも変化が生じ私の手に負える状況でなくなり、転医して私から離れて行ってしまわれた。というのは、40年前の初診時から高血圧があり尿蛋白陽性であったので、絶対に腎不全にならないように、賢夫人と私との共同管理が徹底していた。ところが賢夫人が逝去されると、ご本人は医学知識がなく、あっという間に透析療法になってしまったのである。そして二〇二一年一月六日、ご逝去のお知らせを受けた。

きびしいコロナ禍の環境下、お目にかかることもできず面白く瞬発力のある会話も楽しめず、お慰めの言葉一つかけてさしあげることなく、永久のお別れになってしまった。

澤田隆治さんの場合

澤田隆治さんは、かつて「ズームイン!! 朝!」「花王名人劇場」などのテレビ番組をスタートさせ、またお笑い番組のプロデューサーとしても大活躍され、「笑いと健康学会」会長を務めておられた方である。お年を召しているテレビファンの方なら「裸の大将」や横山やすし、西川きよしの「やすきよ漫才」大ブームの仕掛人であることがすぐお分かりいただけると思う。

澤田さんと私の出会いは二〇〇二年一一月であるから20年近く前になる。東京女子医科大学病院腎センターにおいて、日本で初めて腎移植術を行った太田和夫名誉教授のご紹介であった。太田先生と私は東京女子医科大学時代、彼は腎センター長で、私は糖尿病センター長であり、一九九七年の定年も同じ年の仲良し同士で、お互いに尊敬し合った同僚であった。

太田先生からの紹介状には「今まで糖尿病の治療をきちんと受けたことがないようだからよろしく」と書かれていた。

来院1ヵ月前の空腹時血糖値は307mg/dlであった由、すでにどこかの医療機関でグリベンクラミドも投与されていた。HbA1cは8.3%であったが、ご本人の訴えではもうこの世の人でないくらいに落ち込んでおられた。

すぐ食事負荷試験を施行し、インスリン分泌が保たれているかどうかを調べさせていただいた。既往歴で、糖尿病で両足を切断され、しかも腎透析までなさっているご家族がいることも明らかであった。

既往歴、身体所見、検査結果を統合して私は、糖尿病の薬剤を1ヵ月中止していただき、歩行と食事療法を徹底的に教授した。血縁に腎透析者がいればその遺伝子はご本人も持っているわけだから、お付添の美しい賢夫人にも腎症予防法をお教えした。それは尿蛋白±、クレアチニン(Cr)1.5mg/dlだったからである。

「もう仕事も出来ません。私は死人みたいなものです」と無気力な印象を示した69歳の澤田さんは、1ヵ月後の受診予約日に、見違えるような元気な若やいだ表情で、また美しい賢夫人とともにクリニックにおいでになった。

ＨｂＡ1ｃは6.8％、Cr値はなんと1.2mg／dlに低下していた。賢夫人曰く「以前は、自分は糖尿病には絶対ならないと確信していた信念が崩壊された時、とてもいい納得のいく患者教育を受けたことと、両足を切断し、透析をしている兄が強い反面教師になってくれたのです」と理路整然と申された。ご本人は一言「体が軽くなって我ながら、別人のようです」と嬉しそうであった。

「もう仕事も出来ません」と消え入らんばかりに話していたのに、たった1ヵ月で見違えるようになられたことは、治療方針をよく理解し実行された結果で、治療する側にとっても嬉しく誇り高いことであった。まさに目的に向かっての二人三脚の効果と言える。

「まだやらなければならない仕事はいっぱいあります」というそのお仕事とは、主としてテレビ関係や、色々なイヴェントに関するプロデューサー、大学教授としての教育関係のお仕事かと想像されるが、一番大きなお仕事は「笑いと健康学会」の創設と継続であったと思う。

澤田さんは二〇〇六年二月に「笑いと健康学会」の発起人会を開催しておられる。その組織体制を見ると、学術、お笑いの世界から実に錚々たるメンバーが名を連ね、副会長のお一人に桂三枝がおり、名誉会員に内海桂子、大村崑、三遊亭円歌などが載っている。私も理事の一人となっている。第一回大会は二〇〇六年七月八日に順天堂大学有山記念館で発会された。

この学会活動は毎年きちんと大会を開催され、笑いの効用をユニークな形で一般社会に広め、学会としての役割を果たしておられる。私も笑いと糖尿病に関する発表をさせていただいた。その一つに笑いと血糖値との関係がある。笑うと糖尿病の血糖値が下がることは、すでに筑波大学から報告されていた。

では、なぜ笑うと血糖が下がるかという機序を、私と一緒に糖尿病の臨床研修をしていた伊藤俊博士が研究発表したのがこの学会であった。二〇一六年一〇月一六日、第一一回研究大会である。

伊藤博士は澤田さんのご協力を得て、前出の如く(「坪井善明先生の場合」)、病院内の研究だけでなく、市民劇場での漫談ライブ参加者も対象にして、スズケンの生活習慣記録機

Lifecorder®GSを用い、血糖低下機序は血糖上昇ホルモンの影響ではなく、腹筋を中心とする筋肉運動によることを解明したのである。

この学会を中心に澤田さんの社会的活躍は東京、大阪を中心になお衰えを見せていなかった。人生80の齢を超えると次々と病気の数も増えていくが、一つ一つ乗り越えて、腎機能はクレアチニン2.0mg／dlを超えない努力を続けておられた。「もう私の人生はおしまいです」とまで言わせるほど遅く2型糖尿病の治療を始めながら、合併症をここまで押さえ込めているのは、一重に医師の指導を理解し、言われる通り素直に実行しておられる成果ではないかと思われ、教えられることの多い患者さんであった。

透析療法にならないよう一生懸命®クレメジンを服用してくださっていた。二〇二一年五月（88歳）心筋梗塞になり救急車で近隣の大病院に運ばれ心血管オペ後、結局ご逝去された。きびしいコロナ禍で、お目にかかりお話も出来ぬお別れがとても悲しく感じられる。

杉山元子夫人の思い出

杉山元子夫人とは、文化勲章受賞者・杉山寧（やすし）画伯のご夫人のことである。何かを書く機会に恵まれた時は、ご夫人のことを是非書き残したいと思ってメモを残しておいた。何とその横に、だれの書かれたものか作者の分からない次のような文章が添えられていた。

「私は目の前に存在している対象にひかれて、描くことはほとんどなかった。まずこころに潜在しているイメージを基にして自然の姿を求めることになる。したがって、特定の風景を描くことはないし、従来のいわゆる純然たる風景画を描こうとも思わない。言ってみれば　心象の風景こそ私の世界なのである。」

この素晴らしいエッセイが誰のものか全く記載されていない点を見ると、ご主人の杉山寧画伯の文章なのかもしれない。ご夫人は一九九六年、82歳で黄泉の国に旅立たれたので、私のこの文章も、もはや私の心象風景の思い出になるかもしれない。

私は講師になった頃から、請われて週1回、下落合にある聖母病院(International Catholic Hospital)で糖尿病の患者さんを診ていた。一九七六年八月、椿山荘近くで開業されている東京女子医科大学卒業の先輩先生から、「蕁麻疹(じんましん)が主訴で診察においでになったが、血糖値が非常に高く眼底所見もあるのでよろしくお願いいたします」と紹介された方が杉山元子夫人であった。もちろん、そこには杉山寧画伯のご夫人であることも書き添えられていた。

ここからずっと東京女子医科大学糖尿病センターでの診療が定期的に続き、コントロールは良好で東京女子医科大学中央病棟一一階でお亡くなりになるまで20年間、お付き合いが続いたのである。日常の診察にはいつも、ご長女で、三島由紀夫未亡人となられた瑤子様が静かに付き添って来院されていた。

元子夫人は、実に社交家で頭脳明晰であり、口数の少ないご夫君画伯の画商との交渉は全てご夫人がなさることで有名であった。また画伯は古代エジプト文明や古代ギリシャ文明、古代アナトリア文明に興味をお持ちで常にご一緒に渡航され、その興味と知識は並大抵ではなかった。

一九八八年九月、ヨーロッパ糖尿病学会（EASD）の「糖尿病と妊娠に関する研究会」がギリシャのアテネで行われた時は、ご自分の使われた「ブルーガイドブック」を私にくださり、スニオン岬には絶対行ってあの美しい夕日をご覧ください、そして行きと帰りは別のコースを通ると良いですよ、とそんなことまで教えてくださった。その上、ここを見るといい勉強になる、ここはこんなところが良いでしょうなどと、愛情細やかに教えられ、私は感涙にむせんだ。このことは、ご自分が完璧に理解し愛しておられることの証であると驚嘆もさせられた。

画伯はエジプト、ギリシャにおける名作を数々発表され、最後はアナトリア地域文明に興味を持たれ、カッパドキアへもしばしば訪れるようになっていた。ここではご夫人のみでなく瑤子様も常にご一緒で車の運転役もされていたとお伺いしている。

カッパドキアといえば糖尿病を学ぶ人間にとっては、えも言われぬ聖地である。アレテウス（紀元八一－一三八年頃）が水をよく飲み尿を沢山出してやがて死んでいく不思議な疾患に"Diabetes"という名前をつけその疾患の病像を克明に記載した。その著書名は"THE EXTANT WORKS of ARETEUS, THE CAPPADOCIAN"で、この338頁に掲載されている。

トルコのイスタンブールでヨーロッパ糖尿病学会が開催された時、学会終了後、学会推薦のカッパドキアツアーがあった。しかし案内人はアレテウスのことは全く知らなかった。私は、ここがアレテウスの診療所だったかしら、あそこだったかしらとずっと目を凝らしてツアーを楽しんだ。このツアーには国際糖尿病連合（IDF）会長**Prof. Hoet**も葛谷健先生もご一緒であった。

このツアー経験後、画伯の大展覧会が東京国立近代美術館で開催された。その中にカッパドキアを描いた素晴らしい絵画が数点展示されていた。私は自分自身が、アレテウスが糖尿病患者さんを診ていた診療所はここかしらと思った所によく似た絵葉書と小さい模写版を購入し、ご夫人に同門会誌の表紙に使わせてくださいと、図々しくもお願いをしてみた。

すぐお返事をいただき、画伯が「その絵葉書は色がよく表出されていないから、これを使ってください」と申しておりますと言うお言葉を添えて、素敵な模写版を送ってくださった。その絵は一九八七年に描かれたもので、その画題は「盈（えい）」と名付けられていた。盈とは「満月」のほかに「美しい」「盛んになる」「いっぱいにする」「満ちる」「あふれる」等の意味がある由である。

一九九一年三月、「糖尿病の神様」というあだ名のあった平田幸正教授が東京女子医科大学糖尿病センター長を定年でご退任になり、不肖私めが後継者となった時、いくつかの同門会を一つに取りまとめ糖尿病センター同門会とし、その会誌の表紙にこの「盈」を使わせていただいた。

元子夫人とのご縁からこの素晴らしい同門会誌が出来上がったが、それから2年後の一九九五年に瑤子様が肺疾患のため急逝された。

私はあまりの驚きに言葉も失いそうになりながら、元子夫人にお悔やみを申し上げた。ご夫人は毅然として「よろしいです。三島が若くして旅立ちましたから、再会するのにこれ以上お婆さんになるわけには参りますまい」と涙も見せず申された。何と肝(きも)のすわったお母上であることか、私の方が打ちのめされておいおいと泣き崩れてしまった。

優れた患者さんからは、まことに学ぶべきことが多いものである。

小林亜星（あせい）さんを偲んで

「この木 何の木 気になる木」などのコマーシャルソング、その他の作曲や俳優としての活動で有名な小林亜星（あせい）さんが、二〇二一年五月三〇日に逝去されていたことが六月一五日に一斉に発表された。驚きと悲嘆の淵に突き落とされたような感触は、言語に絶するものであった。六月一七日には私の診察予約も入っていたのである。

糖尿病患者さんとしても優等生であり、その生き様は学ぶべきことが多く、患者さんのご参考になると考えられたので、すぐに奥様から成り行きを拝聴し、ここに書かせていただいた次第である。死因は急性の心不全であったと申された。

小林亜星さん（以下、通称の亜星さん）は40歳で糖尿病を発見され、ずっと東京女子医科大学糖尿病センターで、小田桐玲子先生が主治医を努められ、約27年間、二人三脚で良いコントロールを維持されていた。小田桐先生が開業のため退職されてからは、ご縁に導かれて私が拝見するようになった。

私は一九九七(平成九)年三月に定年退職し、東京女子医科大学特定関連病院・済生会栗橋病院に常勤し、月1回、特定関連クリニックである早稲田の戸塚ロイヤルクリニックでも診療を託されることになっていたので、亜星さんはそこでドックを受ける傍ら、糖尿病診療は私が引き継ぐ形になったわけである。

亜星さんはご存じのように大変な肥満体であったが、血糖コントロールは常にＨｂＡ１ｃ７％以下で模範的な数値であった。

糖尿病学の常識として、肥満は通常、インスリン抵抗性、高脂血症が強くコントロールが難しいとされているが、過食、アルコールの過飲を避け運動を続ければ、きちんと糖尿病コントロールは可能であることを見事に示された。

若い頃から、作曲家として、また41歳からは俳優としても一流で、小林亜星作曲のコマーシャルソングを一つや二つ口ずさめない日本人はいないであろうと思われる。

亜星さんはもともと慶應義塾大学医学部に入学していた。解剖学実習で失神し医者になることを断念したというお話を聞いたことがある。医学から離れたいと主任教授に伝えたら「貴方が入学したために一人の受験生は入学出来なかった。その人のために頑張れ」と猛烈な勢いで叱責されたと申されていた。真面目で優しく謙虚なご性格であるが、きちんとコントロールを守る原点は、このエピソードかもしれないと私は思っている。

年末、年始は必ず埼玉県の栗橋病院に希望入院され、ドック的検査、糖尿病学習と休養を兼ねていた。ある日、栗橋の田んぼの中の畦道を散歩している時、土地の小学校の校長先生から声を掛けられ「うちの学校の校歌を作曲してください」と依頼され、作って上げたという胸の熱くなるエピソードも持っておられる。

亜星さんは、どちらかというとやや寡黙なタイプである。私と亜星さんは昭和七年生まれの同い年であり、私が早生まれであるため亜星さんが一学年下になるが、同年の誼みで診察が終わって別れのご挨拶は、必ず「お互いに元気っこ比べですよ。お大事に！」であった。

ご自分が31歳で糖尿病になり国際糖尿病連合（IDF）や世界で初めてイギリス糖尿病協会を作ったロバート・ローレンス Robert Lawrence や、「天才とは１％のひらめきと99％の発汗（努力）である」と言い放った発明王トーマス・エジソン Thomas A. Edison、「蝶々夫人」「トスカ」「トゥーランドット」などの作曲家ジャコモ・プッチーニ Giacomo Puccini など、糖尿病を持ちながらきちんと仕事をし尽くした方は、枚挙にいとまがないが、亜星さんも糖尿病があってもそれが障壁にならず、一流の音楽と俳優としての演技で人の心を癒し続けてこられたことを思うと、やはりもっと長く元気でいてほしかったと涙を誘われる。

輝かしい受賞者たち

リリーインスリン50年賞

今や糖尿病は国民病とまで言われているので、糖尿病を知らないという方は少ないと思われる。しかし改まって糖尿病とはどんな病気かと聞かれると、答えに窮す方が多いであろう。

糖尿病はインスリンというホルモンの欠如または欠乏によって血糖値の高くなる病気で、1型および2型糖尿病に大別される。

1型糖尿病は子どもや若年者に多く、絶対的にインスリン治療を必要とする。発症が急速で直ちにインスリン治療を開始しないと生死に関わる。インスリンが発見されるまでは

「死に至る病」であった。

2型糖尿病はわが国の糖尿病の95％を占めている。一般的には食事療法ないし内服薬が用いられるが、血糖値が高くなり始めてから糖尿病になるまでの期間が年余にわたるので、自分では気づかず、合併症が出るまで放置している方がいる。早期に発見するには、どんな年代に対しても検診を受けることが、非常に大切である。

2型糖尿病で発症直後に治療を開始し、食べ過ぎず、運動を毎日守れば薬物療法も必要ない経過を辿れる可能性が高い。

わが国の治療状況は食事療法のみ約30％、インスリン治療約30％、内服薬約40％であるとされる。糖尿病治療を良好に維持する要点は、検診と初期教育ではなかろうかと思っている。

糖尿病診療の専門家でも、リリーインスリン50年賞の存在を知らない人は意外に多い。糖尿病の学術講演会で「リリーインスリン50年賞を知っている方は手を挙げてください」と申しても二〜三人しか手が挙がらない。

リリーインスリン50年賞とは、糖尿病のインスリン治療を50年以上持続された方をイーライリリー社が顕彰する賞である。受賞者が他の糖尿病患者さんにとって前向きに治療に取り組む目標となり、勇気を与える存在になることを願って設立されたといわれている。

米国では一九七四年に創始され、米国中心にすでに現段階で一四、〇〇〇名を超える多くの受賞者を擁している由である。一九二一年にバンティングとベストによって発見されたインスリンを、一九二三年に世界で初めてリリー社が製品化して発売した。

その80周年を記念して、わが国では、二〇〇三年に顕彰が開始された。

一口に50年と言っても、仕事や子育てをしながら毎日インスリン注射を継続し糖尿病をコントロールするのは、並たいていのことでないのは想像に難くないし敬服この上ない。

第一回リリーインスリン50年賞表彰式は、二〇〇三年に四谷のホテル・ニューオータニで行われた。受賞者は3名であった。

19歳で糖尿病と診断され九州大学病院で治療を受けていたという方は70歳ですでに失明しておられた。もう一人の男性は、一九五三年に12歳で発症し、インスリン注射のため姫路市から神戸大学病院に入院して、小学校、中学校を卒業されるまで5年間、病院から通学したという信じられないような歴史をお持ちであった。学校卒業後は姫路に帰り、家業を継ぎ、きちんとインスリン治療を継続しておられ合併症も無かった。

67歳の女性は、17歳の時に北海道大学病院で糖尿病と診断され、余命10年と宣告されたという既往歴を持っておられる。しかし結婚され一九六四年、東京女子医科大学病院で初めて妊娠、出産をした、私の誇るべき輝かしい第1例目の症例である。

その第一回（二〇〇三年）から受賞者数は劇的に増加して、直近の第一八回（二〇二〇年度）は12名の方が受賞し、第一回から通算すると184名になっている。この経緯、状況は「リリーインスリン50年賞を通して糖尿病の歴史を語る」という題で、すでに私が総説を書いている（雑誌『糖尿病と妊娠』18巻2号、二〇一八、45-52頁。しかしこの総説は二〇一六年までの経過であるので104名が対象となっている）。

東京女子医科大学第二内科に続く糖尿病センターは、一九五四（昭和二九）年から代々、糖尿病を専門とする教授が主任教授を務めていることもあって、全国最多の東京都受賞者23名中18名が東京女子医科大学病院に通院する患者さんである。

ここに記述しようとしている第一七回、二〇一九年度の受賞者は最も多く30名であったが、そのうち東京女子医科大学からの受賞者は9名であった。

二〇一九年、第一七回リリーインスリン50年賞表彰式は、一一月四日(月・祝日)に日本イーライリリー株式会社神戸本社で行われた。

二〇〇三年以来の最多の受賞者30名の中には、私が東京女子医科大学在職中に妊娠、分娩を手厚く治療、管理させていただいた方が2人含まれており、あと1人は出産後に突然、糖尿病を発症し、医師のお父上が診断してご紹介を受けた方であった。

したがって、私が担当したこれまでの受賞者は、妊娠、分娩に関係ない方が3名、妊娠、分娩を直接指導、治療、管理した方が13名、計16名になった。一人一人それぞれ感銘深い人生ドラマを持っておられるのだが、それを書かせていただくには、膨大な時間を必要とするので、ここでは妊娠・分娩に関わったその13名の臨床像の概略を述べさせていただく。

13名のうち2型糖尿病は7名で受賞時の平均年齢は75・4歳、1型糖尿病は緩徐進行1型糖尿病者を含めて6名、受賞時平均年齢は62歳。

2型糖尿病の発見年齢は平均23・1歳、1型糖尿病の発症年齢は平均10・7歳であった。

糖尿病に関する家族歴は2型糖尿病では7名中6名にあり1型の方にはなかった。さらに2型糖尿病のほとんどの方は、人工流産か死産歴を持っていた。13名のうち7名が網膜症を持っていたが、光凝固術を受けた方は2名のみで、単純網膜症が主であった。透析例は1名のみで、尿蛋白陽性者もおられなかった。

出産は13名中9名が帝王切開。4児が巨大児、1児が心奇形で出生直後死亡している。児合併症としては4名が低血糖、1名に低血糖と白内障の合併が見られた。生児は全員、非常に健全に成長を遂げ、立派な社会人として活躍しておられる。

インスリン注射で50年賞を受けられることは、その人の寿命もあるが、一人一人、人生という大きな波動の中を生き抜いてこられたので、向き合うだけで深い感銘と、感動を覚える。多くの方が計画妊娠を実施し、分娩結果は良好、分娩後の経過は、必ずしもＨｂＡ１ｃは７％以下ではなかったが、血圧、脂質、体重ともに正常範囲を保ち、進歩した眼科的治療の恩恵を受けて、ほとんどの方が単純網膜症に留まっている。そして全例が初期教育を守り通し、Non‐Stop Treatment（治療継続）を続けていて、それが私の大きな誇りとなっている。

「青年よ、大志を抱け」で有名な札幌農学校の教官であったクラーク博士は、大志を抱け、のあと「金銭のための大志であってはならない。利己的な虚栄のための大志であってもならない。儚い名誉のための大志であってもならない。人間としての使命を達成するための大志を抱け」と述べている。

人間としてのドラマを生き抜いた受賞者に学び、ともにこの大志に近づきたいと思っている。

（注）二〇二一年度の受賞予定の症例を入れると、妊娠分娩を治療して共に歩んだインスリン50年賞受賞者は16名に達する。

見事な生き方の3人の受賞者

リリーインスリン50年賞

先に、妊娠、分娩を経過して私が主治医として長年診察、管理を行ない、リリーインスリン50年賞を受賞された13名から教えられたことを記述した。ここでは妊娠、分娩とは関係ないが、長年治療させていただき交流を維持し受賞された方をご紹介したい。

東京女子医科大学に消化器病センターを設立し、食道癌手術の世界的権威者として知られている中山恒明先生と、12歳から私の定年まで治療、管理をさせていただいた筑波大学教授で1型糖尿病の松本浩一氏、出産後に糖尿病が発見され、私の65歳の定年までずっとお付き合いさせていただいた水原佐知子さんの3人の方々である。妊娠と関係のない方でも、13名の受賞者たちと共通の生きる哲学が見えるから参考にしていただきたい。

誰もが敬愛して止まない、我が中山恒明先生（以下、恒明先生）は、二〇〇四年一一月一二日、第二回の授賞式で、我が国の4人目の受賞者となられた。恒明先生は丁度具合が悪くご出席できなかったので、お嬢様の川名教子氏が50年賞を受け取られた。

二〇〇三年から二〇一九年までの受賞者172名中、恒明先生は94歳で2番目のご高齢であったが、糖尿病を持ちながら、すでにご自分が開発した新しい食道癌の術式を国の内外に普及させ、大学人として医学生のみならず医師を教育し、東京女子医科大学消化器病センターを設立等々、山よりも高く海よりも深い、傑出した業績は糖尿病者として燦然と輝いておられる。

恒明先生の糖尿病については、出版社プラネット社長・渡邉まゆみ氏と大森安恵の編著で『外科医中山恒明が語るすこやかライフ――糖尿病とともに90歳』に詳細に記述してある。この著書は、恒明先生が90歳を迎え卒寿のお祝い会をされた時、引き出物の一つとして出版されたものである。それは一九五四年、44歳で糖尿病と診断されて以来45年間、インスリン注射による治療を受けながら、合併症もなく元気な生活を営む生き様は、多くの糖尿病に悩む人々に勇気を与え、大きな支えになるのではないかという川名教子氏のアイディアによって制作されたものであった。

恒明先生の食道癌オペ（手術）に対する姿勢と、ご自分の糖尿病治療に対する姿勢は全く同じであることが、本書を読んでいただけば良く解る。

オペを成功に導くためには綿密な準備がいる。どんなことに対しても、ここぞと思う時には万全の準備をしてことに臨んだ。これは糖尿病に対しても同じで、糖尿病のことをきちんと学び、押さえるべきところは押さえて治療に当たってきた。この姿勢と実行力が仕事の上でも、糖尿病との付き合いの上でも、良い結果をもたらした秘訣だったと申されている。

恒明先生がオペの名手であることに関するエピソードでは、先生が腹壁にメスを入れると出血がなく、さぁっと白くなるといわれている。迅速なオペは、ショートアクティングインスリンの低血糖予防にも役立ったに違いない。

日本糖尿病学会発行の学会誌『糖尿病』は、毎月必ず読了したといわれている。

渡邉まゆみ氏と私は、恒明先生の海の見える美しいお宅に2日も泊めていただいて先生との対話を行い、本書の資料作りをした。

渡邉まゆみ氏はその時の印象を「外科医としての気概と糖尿病に向き合う姿勢を語るときは、古武士のようなお顔立ちの表情をなさるが、先生は非常に繊細でお優しい方で、何度も、何度も有り難うとおっしゃってくださった」と申しておられる。

恒明先生の主治医の一人に加えていただき、50年賞を推薦させていただけたご縁で、数え切れないほど多くのことを教えていただき、学ばせていただいた。誠に身に余る光栄であり幸せであると伏して感謝いたしている。


日本糖尿病学会元理事長で私の恩師でもあった小坂樹徳先生は、この『糖尿病とともに90歳』の書籍の帯に「医師は不養生、だが糖尿病の治療だけは別とされている。食道外科で一世を風靡された中山恒明先生は、糖尿病も見事に克服され、白寿を迎えられる日も遠くない。その先生のすばらしい信条と美学が本書の中で躍動している。編著もまた見事である」と書いてくださった。

恒明先生は、一九五四年に44歳、外科医としては最高に活力あふれるお年になって、糖尿病を診断されておられる。しかし、糖尿病に対しても、仕事に対しても、いつも万全の準備をして事に臨み活力を低下させることはなかった。まだ経口血糖降下薬のない時代だから、毎食前に速効型インスリンをご自身で注射しなければならないので、手術も早く手技も見事に改良された由である。

二〇〇四年、第二回リリーインスリン50年賞受賞記念パンフレットに次のようなお言葉が掲載されている。「働き盛りの40代半ばで糖尿病を発症しましたが、インスリン治療で血糖のコントロールができたおかげで、それまで通りに数多くの手術もこなし、心身ともに厳しい外科医としての職務を全うでき、94歳を迎えました。誰でも糖尿病になる可能性がある今の時代ですが、糖尿病になっても適切な治療をすれば幸せな人生を過ごすことができます。白寿を目標にこれからの日日を大切に過ごしていきたいと思います。」

糖尿病を持つ方々には大きな勇気と励ましを感じさせてくださるお言葉である。

恒明先生は二〇〇五年六月二〇日に95歳で永逝された。

12歳で糖尿病を発症し筑波大学教授になられた松本浩一氏の50年史は、まさに日本の糖尿病の歴史を見るような気さえする。

私はすでに「リリーインスリン50年賞を通して糖尿病の歴史を語る」という論文を二〇一八年の学会誌『糖尿病と妊娠』に書いている（18巻2号）。伝統的な和食のお蔭で、日本には糖尿病が非常に稀であったせいもあろうが、糖尿病に対する対策、診断、管理、治療は目を覆いたくなるほど遅れていた。1型糖尿病はことのほか少なく、明治以来、日本人小児糖尿病は51人と記されているほどである（上記『糖尿病と妊娠』51頁）。

一九六五年では色々な症状を訴えても、東京女子医科大学第二内科に辿り着くまで診断がつかなかったと彼は述べているが、その言葉はまさに世情を反映している。一九二五年、米国では世界で初めての小児糖尿病のためのサマーキャンプが開かれている。

初診を担当した小坂樹徳教授に続いて、その後、私が治療、管理の担当医となり、可能な限り普通の生活ができるよう指導していた。よく低血糖は起こしていたようであるが、ご家族の暖かい愛情に支えられて高校、大学と無事に進学している。姉上は有名な小説家、北原亜以子女史である。私は浩一君の結婚式に呼ばれているが、なぜかどんなスピーチをしたか覚えていない。

しかしリリーインスリン50年賞を受賞するその日まで私たちの初期教育を守り抜き、全く糖尿病合併症を持たない素直な青年であったことに私自身感動を覚えている。

私の定年後は私の教え子の一人、佐藤明子先生がずっとフォローしてくださっているが、彼女も「誠に素直な青年でありました。いやもう壮年ですが」と印象を語ってくださった。現在は筑波大学の教授である。

二〇一九年、第一七回リリーインスリン50年賞は二〇〇三年から始まって以来、最多の30名の受賞者があった。その中の一人に水原佐知子さんがおられる。水原さんは書道のお師匠さんで数々の賞も受賞している。「Journey Book」という第一七回受賞者パンフレットにも書いたが、水原さんと私の出会いは一九六八(昭和四八)年のことであるから51年も前になる。

産後10ヵ月で突然1型糖尿病を発症し、優れた医師であったお父上の診断で東京女子医科大学糖尿病センターを初診された。それ以来、私の定年までご一緒に29年間をまさに医学の進歩とともに歩んで来た。その後は佐中真由実先生に引き継いでいただき、単純網膜症以外には合併症もなく、ＨｂＡ１ｃはずっと７％前後で、素晴らしいwell-beingを保ち続けている。

神戸の授賞式会場で22年振りにお目にかかった時、80歳近いご婦人とは思えない若々しい美しさに私は感動し、嬉しさの涙が溢れそうになった。その上、私の初期教育をきちんと守り通してほとんど合併症のない人生を送っておられることに、敬服と感謝の気持ちに満たされた。

英国糖尿病協会や国際糖尿病連合（IDF）を創始した英国の医師ロバート・ローレンスは、一九二三年、インスリンが使えるようになった31歳の時、死の淵から生還し、耳鼻科医から糖尿病医に変わって生涯を糖尿病の人々のために尽くした方である。糖尿病を持つ人はwell-beingを改善すべきだと説き続けたと書かれている。一九六八年、76歳で亡くなる時、「私の人生は低血糖との戦いでした」と述べている。もちろん著明な合併症はない。

１型糖尿病は２型糖尿病と異なり発症時期が明らかであるので、初診時にきちんとコントロールの大切さと、コントロールの意義を教育することが大切である。私の患者さんでリリーインスリン50年賞受賞者16名は、教えを守り通してくださった方々であると、私はとても誇りに思え、名誉と幸せでいっぱいである。

糖尿病治療は患者さんと医師の共同作業

前田利恵子さんの場合

小説家遠藤周作の賢夫人・遠藤順子氏に『夫の宿題』という著作がある。その第一章に「医者を選ぶのも寿命のうち」と題して、周作先生が今まで診療を受けていた医師より突然、腎機能悪化を宣言されて透析に至る経過が悲しく語られている。

しかし、大勢医師の知りあいがある場合は別として、通常の医療制度下では、どんな患者さんが見えるのか、どんな医師に診てもらえるのか、お互いに未知の形で巡り合うものである。したがって医師の側からいえば、どんな患者さんに巡り合おうとも、心をこめて診てさしあげなければならない使命を持つ職業であると言われている。

今から書こうとする1型糖尿病患者、前田利恵子さんとの巡り合いは、ご家族に東京女子医科大学の学生さんが在籍していることがきっかけで、私が恩師・小坂樹徳教授の厳しいご指導のもとで講師兼医局長として奮励努力していた一九七〇(昭和四五)年一一月のことである。

10歳で小学校5年生の彼女は、数ヵ月前から多飲、多尿があり、近医の小児科医からインスリンと糖分摂取が大切であると教えられたのでずっとキャラメルを食べ通してきた由、ケトアシドーシスの状態で東京女子医科大学糖尿病内科に初診された。即刻、小児科病棟ではなく糖尿病内科病棟に入院させることになった。

連れて来られたお母上はずっと泣き通しておられたので、私は外来で次のような説明とお約束をした。「お子さんが糖尿病になったといって泣かないでください。糖尿病は毎日インスリン注射こそしなければなりませんが、そのほかに糖尿病を持たないお子さんと変わることは何一つありません。年頃になって結婚されるようになったら、合併症のない無傷の状態でお婿様にお渡ししてあげますから、その時泣いてください」と申し上げた。

当時は即効型インスリンと中間型インスリンの2種類しかなく、これを上手に組み合わせた1日3回のインスリン注射を開始した。したがって一九七〇年、小学校5年生から、一九九七年の東京女子医科大学定年退職まで私が主治医を務め、インスリン治療進歩の恩恵を受けながら二人三脚を続けた。中学校、高校ではテニス部の活動など、学校の行事の全てを非糖尿病者と変わることなくこなされた。

この前田利恵子さんは本来、頭脳明晰、優しく積極的な気性の持ち主であるからであろう。高校2年生の時は、サンディエゴに1ヵ月半のホームステイを体験し、チームリーダーも努めている。昭和50年頃、一般社会では運動会で走ることを許されず、修学旅行の参加も許可されないケースがあったと伺っていた。しかし、彼女は高校卒業後、カナダのブリティッシュコロンビア州の短期大学に留学を希望し、1日3回のインスリン注射で血糖コントロールの安定化も守り通していた。

卒業後、帰国して京王プラザホテルに就職し、フロント係として勤務中、国際結婚に成功。私はその結婚式で「18年前、お母様にお約束した通り、利恵子さんを今、無傷で新郎にお渡しします。新郎様は利恵子様を慈しんで上げてください」と日本語と英語でスピーチをした。お母上はもちろんのこと、多くのご親戚が泣いていた。

就学も、就職も、結婚も順調にきたのに、一九九三年、33歳で乳腺腫瘍ができ悪性を疑われたため非常に恐怖を感じたという。結果的にはその腫瘍は良性であったが、その時、日本には心理ケアの臨床が一般的でないことに気づき専門学校で心理学を学んだ。

そして日本には心理ケアの国家資格がなく、臨床を学ぶ場所も少ないからと言って、二〇〇六年九月から二〇〇七年四月まで、米国ニューヨーク州アッカーマン家族療法研究所で臨床研究を行い心理ケアの資格を取っている。1型糖尿病を持つことを何も問題にしない。天晴れな生きざまである。

ちょうどその二〇〇七年二月に私は、国連の糖尿病と妊娠の会議に米国のロイス・ジョバノヴィック先生と共に招かれて講演を行った。ニューヨークで研修中の利恵子さんは、このニュースを東京女子医科大学から聞いていて、その会議に出席し、私の講演が終わるや否や手をあげて「私はこの大森先生の患者でした」と堂々と60ヵ国の代表者の前で発言した。座の空気は突然和らぎ私の緊張もほぐれた。糖尿病を持っていてもこのように、どこにいっても活躍できることは頼もしく誇り高く思われる。この会議終了後、私たち二人はキャンセル待ちの切符でニューヨークフィルの音楽を存分に楽しんだ。

今彼女は二〇一三年に立ち上げた株式会社ＭＯＦ（モフ）を通して心理ケアラーとして

人々に大車輪の貢献を捧げているといえる。糖尿病を持っているから余計、このような仕事ができるような気さえしている。

冒頭に述べた著書『夫の宿題』の168頁に「医者の仕事は人の魂と交わること」という章があるが、私たちは40年間、魂で交わってきたといえるのではないかと思っている。

2　尊敬する恩師と同志

私が師事し薫陶をうけた4人の恩師の名言

二〇二〇（令和二）年七月一一日（土）午後4時より、第三〇回東京女子医科大学・糖尿病センター同門会が開催され、私は表記の演題で特別講演をする栄誉に浴することになっていた。それが新型コロナウイルス感染拡大防止の影響で、翌二〇二一（令和三）年に延期されてしまった。

私は米寿を過ぎ、いつ黄泉の国に呼ばれてもおかしくない年になった今、これだけは書き残しておいたほうがいいかもしれないという思いになっている。

同門会現会長・馬場園哲也教授から、特別講演の話を伝えられた時、こんな古い話を若い皆様は心を寄せて聴かれるであろうかと不安がよぎった。しかしながら「論語」は今から二五〇〇年以上も前に書かれたものである。また、「学は一生の大事」を書いた佐藤一斎は、一七〇年前の人物であっても、その哲学は生き生きと私たちの生活の中に入り込んでいる。私の中に浸み込んでいる恩師のお姿と言葉は、鏡となり道標となって次世代の人々の胸にも響くであろうと思われ、了承した次第である。

一九五六（昭和三一）年、東京女子医科大学を卒業しインターンを終了し、一九五七年、私が入局した第二内科長は中山光重教授であった。先生は一九五三（昭和二八）年に東京大学第三内科講師から東京女子医科大学の教授として移られ、翌年、第二内科を創設されたばかりであったのに、すでに糖尿病の専門家として有名で、堂々とした雰囲気をお持ちであった。

中山先生は公的には、一九五八（昭和三三）年、ドイツのデュッセルドルフで開催された第三回国際糖尿病連合（IDF）に日本糖尿病学会を代表して出席され、日本の糖尿病の実態を発表しておられる。この年にもう日本で最初の糖尿病専門外来を第二内科に作っている。また一九五九（昭和三四）年、第二回日本糖尿病学会会長を務められ、初代、「食品交換表」委員長でもあった。医局員全員に医学博士号も与えておられるが、医局員に対しては実に寡黙であったように思われる。

私は入局まもなく「ステロイド糖尿病の成因に関する研究」というテーマを渡された。それは一年先輩の方が事情で退職をしたため遂行できず、是非完成しなければならないテーマであった。新入医局員には奥深い医局の仕組みはよく分からなかったが、たいそう面倒見の良い山田喜久馬助教授が全ての伝令役を務め、私たちは何事も山田先生に相談し教えられていた。

入局4年目に学位論文は完成したが、その頃やるべきことが多過ぎたのか、「安産ですよ」と言われながら死産を経験した。この想像を絶する悲嘆の時、妊娠中に糖尿病の診断がつかず糖尿病昏睡と死産になって紹介された二人の患者さんの受持医になった。

当時「糖尿病者の妊娠は危険だから許すべきでない」と私たちは教えられていたが、患者さんとの共通の「悲嘆」からその学理は間違っていることに気付き、大勉強を始めた。

中山先生は黙って私の机上にLars Hagbardの著書“Pregnancy and Diabetes Mellitus”(1961)や、文献を置いてくださった。また、卒後5～6年目なのに、雑誌社からの「糖尿病と妊娠」に関する教授への依頼原稿も黙って手渡してくださるようになった。

したがって、中山先生とお話しした思い出は一つもなく、常に山田喜久馬先生を介していた。教授回診の時、たった一言「そうかしら」と言われたら大目玉を食った意味であると教えられていた。

しかし「糖尿病と妊娠の医学」を私に開眼させてくれたのは、死んで星になった我が子の啓示と患者さんとの悲嘆の共有が動機になったが、大きな扉を開いてくださったのは、無言の中山光重先生であったと思っている。

一九六六（昭和四一）年一月四日、中山光重教授は皮膚筋炎を伴った悪性腫瘍のため享年60で逝去された。その後任が東京大学第三内科講師、御年45歳、新進気鋭の小坂樹徳（きのり）先生であった。

初日、医局員を前に開口一番「私は女子教育に生涯を捧げようなどとは思ってもいなかった。冲中重雄先生も吉岡博人学長も、全国津々浦々から集まった英才の教育に男女差はないと言われたので、ここに来る決心をした」と申された。喜びと希望をもって東京女子医科大学に赴任されたのではないことが言外にはっきりと現れていた。

しかし、小坂先生はあっという間に女性の味方に変貌し「負けてはならん！　差別はいかん！」と、医局員を叱咤激励し、研究をともにし、深夜12時前に帰宅されることはなかった。

羽倉稜子先生を中心に血中インスリンの測定－RIA放射免疫測定法を東京大学から移入し、２型糖尿病の成因であるインスリンの初期分泌不全を見出し、２型糖尿病の種々な病態や加齢におけるインスリン分泌動態を明らかにした。

翌年の日本糖尿病学会には11演題が受理された。「いや皆さん、よくやるね、差別なんてとんでもない」と言いながら、ある日、男性の医局員だけ連れて飲みに行ったという噂を聞いた。私は小坂内科時代の６年間の半分、３年間医局長を務めていたので、噂を聞いてすぐ教授室に駆け込み「男性だけを連れて行くなんぞという差別はしないでください。行くなら医局員全員を連れて行ってください」とねじ込んだ。先生はムッとした表情で黙っておられた。私は「お願いいたします」とお辞儀をして研究室に戻ってきた。その後は、病院や学会の要人に会うたびに、私を指差して「この人は私に向かって『お前は帝王学を知らない』と言うんですよ」と約３ヵ月間言われ続けた。また医局長として誰かが遅刻したと言っては叱られ、誰かが抄読会の論文をきちんと読みこなしていないと言っては、よく叱られた。叱られる時は悲しく惨めであったが、小坂先生との対話は、非常に哲学的で人間味に溢れ、教えられることばかりであった。

大学病院は教育が最優先で、何よりアカデミックでなくてはならないと徹頭徹尾教え込まれた。

小坂先生から医局員として教え込まれた銘記すべき名言をここにまとめると次のようになる。

(1)優れた臨床は、優れた研究から生まれ、優れた研究は、優れた臨床から生まれる。
(2)研究が嫌になるか、お金に焦点が合うようになったら大学をやめなさい。
(3)人から見て、この人はよくやっているなと思われるのは、自分が考えている10倍働かなければならないのです。
(4)女性医師の成長は著しいが、すぐにニボー（niveau）を作る。守、破、離（しゅ・は・り）であれ。
(5)医師は常に社会の指導的存在でなければならない。

（著者注―守、破、離とは、剣道の奥義とも華道の奥義とも言われるが、師の教えを守り、それを踏み越え、さらに発展して師を超えろと言う金言である）

小坂樹徳先生は、学生講義も医局員教育も臨床も研究も完璧な指導活動をしながら、病院の臨床収入も常に黒字であった。

東京女子医科大学といえば、心臓血圧研究所の榊原仟（しげる）先生、消化器外科の中山恒明先生、皮膚科学の中村敏郎先生が有名であったが、第二内科の糖尿病分野もぐっと大きく世間にも知られるようになっていた。しかし、これらの名言を私たちに残して一九七二（昭和四七）年に東京大学教授になられ、男の花道を歩いて、また東京大学第三内科に戻っていかれた。

小坂樹徳先生の後を継いだ教授は、内分泌学がご専門の鎮目（しずめ）和夫先生であった。この時、東京女子医科大学では、内科制度の改革時で第一内科、第二内科の呼称がなくなり、一教室制で、専門別の縦割システムが施行され、糖尿病内科のリーダーは、水野美淳（よしあつ）先生になられた。したがって鎮目先生にご指導いただいた期間は一年未満であったので、ここに名言を残すことは出来ない。

しかし、鎮目先生は実に女性を高く評価してくださる先生で、「えー！　貴女が糖尿病学会の評議員になってないのですか。○○君がなっているのにそんなおかしなことがあってはいけない」と申され、すぐに私を糖尿病学会評議員に推薦してくださり、私は女性で評議員になれた最初だったかも知れない。また難航していた留学資金もすぐに取得してくださり、無事留学もできた。その行動力の迅速さ、人脈の広さには頭が下がり、心から感謝申し上げている。

一九七五(昭和五〇)年、本格的に糖尿病センターが発足し、平田幸正先生が独立した糖尿病センター長となられ、異なる学問的雰囲気と活気がみなぎる教室になっていった。平田先生はインスリン自己免疫症候群の発見者で、世界の Textbook に日本人として川崎病(急性熱性皮膚粘膜リンパ節症候群)、高月病 (Adult T Cell Leukemia)、垂井病 (グリコーゲン第Ⅶ型)、橋本病 (慢性甲状腺炎) などとともに掲載されている有名人であった。研究のみならず、糖尿病の臨床にも非常にお強いので糖尿病学会の中でも、「糖尿病の神様」と言うあだ名まで持っておられた。学問と患者さんを愛すること以外には、趣味的な興味は全くお示しにならなかった。

インスリン自己注射の公認許可、小児糖尿病や糖尿病妊婦のために、日本に100μ／1㎖のインスリン注射液を導入するなど、糖尿病学に対するアイディアや活動の数々は枚挙にいとまがないが、格言的な名言は思い浮かばない。

ご家族には無論のこと、人を怒ることも皆無で教授回診の時ですら「そんな馬鹿なことを言わないことですね」と言いたい時はべろりと唇を舐めるだけであった。

しかし、平田先生の毎日毎日の全てが名言であったと思っている。『平田幸正先生追悼の記』39頁にも記載しているが、下半身全体に壊疽（えそ）のある糖尿病患者さんが入院した時、即座に「あっ！　これはFournier症候群だ」とおっしゃり、翌日のモーニングレクチャーで、一九八三年一一・一二月合併号の“Diabetes Care”に掲載されたFournier Syndromeを講義し、フニャシンドロームと覚えなさい、と真顔でおっしゃった。男性医局員はゲラゲラ大笑いしていた。

同じようなエピソードをお婿さんの武田倬（たく）先生が『医学をこころざす——平田幸正先

生と語る』（篠原出版）」130頁に書いておられる。鳥取大学時代、診断が付かなくて主治医が困っている患者を回診中「これはCollet-Sicard症候群です。君たち『コレ！　シッカリシロ！』と言われた」と。武田先生は、平田先生の印象はとにかく臨床医学の知識の豊富さであったと付記している。

このように毎日毎日が名言の積み重ねであったが、私自身に対する名言は、今となっては遺言のようなものであるが、二つある。

男女平等雇用法が成立したので、ぜひ女性医師に書いてほしいと頼まれて山ノ内製薬の『新薬と治療』にメディカルエッセイを書いている時であった。「貴女は糖尿病センター長にならなければならない人だから、こんな物を書くことはやめて1編でも多くの論文を書きなさい」と平田先生らしくない厳しい表情でおっしゃられた。私はすぐ書くことをやめたが、このメディカルエッセイは『彼岸花の鎮魂歌』という1冊の著書になった時、有名なＮＨＫのラジオ番組、「私の本棚」に取り上げられて毎日読まれた。

ある日、平田先生は、「大森さんの愛校心と僕の愛校心は100倍ほど違うので、男女共学にすべきではないかと吉岡守正学長に申し上げたら、本学の建学精神をまげることは出来ないと大目玉をくわされました。女性はもっと頑張るべきです」と大いに叱咤激励された。名言として受け止めている。これは今の若い人々にも噛み締めてほしいお言葉である。

『東京女子医科大学糖尿病センター同門会誌』30号より転載

超偉大な吉岡彌生先生

はじめに

世界に誇る不世出の超偉人と称えられる、我が母校の創始者「吉岡彌生先生 生誕150周年記念誌」に寄稿の栄誉を賜り、感涙にむせんでおります。私は第二九回、第三五回吉岡弥生記念講演「弥生先生を語る」に登場させていただき、すでに『女醫界』にその内容を記述しておりますので[1、2]重複部分はご海容ください。

不世出の超偉人、彌生先生との出会い

私は高知県の片田舎に生まれ、もの心ついた頃から人々に「この子かよ、医者になる子は」と言われながら育ったので、小さい時から母の読む婦人雑誌で、吉岡彌生先生のお名前を

知っていました。したがって、ずっと理想の医師像として尊敬して参りました。医師になることに何の迷いも疑いもなく、一九五二(昭和二七)年、新制東京女子医科大学に入学し、入学式で初めて憧れの彌生先生にお目にかかりました。

厳しい男尊女卑の世相に耐え、困難を乗り越えて、東京女医学校から東京女子医学専門学校を経て、東京女子医科大学に昇格させた「女史の偉容」ではなく、ふくよかで柔和なお姿は、あたかも文殊菩薩を彷彿とする雰囲気でした。残念ながら、大切な訓話は68年前のことでほとんど記憶になく、たった一つ、男女共学を男女混育と仰ったことと、田舎から上京した父親が感極まって、泣いている姿を初めて見たことを覚えています。

2回目のお目文字は、医学部2年生の時、新聞部部員として学頭室にインタヴューに行かされた時のことです。被布をお召しになって腰掛けている先生は、女傑のイメージではなく、穏やかにしかも毅然と、「新聞部というのは左翼活動ではないだろうね」と確認されました。「もちろん違います」とお答えしたら流れるように沢山色々のことをお話しくださいました。彌生先生のお話は教育者としての精神が漲(みなぎ)っていたように思います。その中で次のお言葉は、脳裏に染み込み今でも先生のお教えとして生きており、実行させていただいています。

①今日の悩みは明日まで持ち越さないのが私の信条です。

②講義をする時は、真直ぐ人の目を見て話すものです。受講者をぐるりと見渡すと必ずこの人は解りが悪そうだなという顔に当たるので、その人を納得させるように話を進めることが大切です。

現今、講義でも講演でも演者はコンピューターにかじり付き、受講者はスライドだけ見つめている姿が多いですが、時に目と目を見つめあって心を通わせれば、いい講演になると教えられた気がしています。

3回目は一九五九（昭和三四）年、私が医師になって3年目、五月二四日に大学と至誠会の合同葬で彌生先生のお通夜が営まれました。その夜、私は当直当番に当たっていて、彌生先生のお棺番に選ばれ、お棺番という責務のため、悲しんではいられませんでした。しかし、慈愛に満ちた美しいお顔から溢れる学頭としてのオーラを、朝まで感じながら過ごさせていただきました当直義務に今でも心から感謝しております。

吉岡弥生記念講演のこと

私事で恐縮ですが、この講演会はたいへん偉大な彌生先生を顕彰するために私の発案が採用されて作っていただけました。

一九六九(昭和四四)年五月、私は第七回吉岡弥生研究奨励賞をいただき、その研究発表を行いました。座長は吉岡博人学長先生で、広い講堂に聴衆は指導教授の小坂樹徳先生他、10名たらずしかいません。選考委員のお顔もみられず、ご自分が選んだ受賞者が適格であったか、どんな発表をするか気にならないのかしらと、その不真面目さと無関心さに腹立たしい思いすら感じました。そしてこんなに淋しい情けない研究発表会や授賞式は、こんなことで良いのかと、ずっと考え続けていました。

一九八四(昭和五九)年、東京女子医科大学学会幹事に指名された時、学会をもっと活発にすることと、吉岡弥生研究奨励賞受賞式を盛大にし、彌生先生の偉業を若い人に伝承、顕彰する努力をしたいと幹事会に提案し賛同いただきました。

若い医師や学生に呼びかけるには、「弥生メモリアルレクチャー」が良いではないかという案は、男性幹事の天野恵市先生が出され満場一致で即決されました。そして講師は彌生先生を顕彰するに足るキャリアーウーマンで、話上手でなければなりません。榊原仟先生の患者さんで作家の澤地久枝氏にお願いし、一九八五(昭和六〇)年五月二二日、第一回の「弥生メモリアルレクチャー」が行われました。

澤地久枝氏の演題は「いのちの重さ」で、ご自身の心臓手術体験をふまえながら、かけがえのない生命の尊さや、患者学をお話しになり、旧1号館横の階段講堂を立錐の余地なく埋め尽くした満場の聴衆に、強く深い感銘を与えました。幹事一同大喜びしました。

翌日、私宛に吉岡博人理事長からお電話があり「母、彌生に対する良い会を作ってくれてとてもありがたいが、メモリアルレクチャーという名前がよくないので変えるように」ということでありました。「あのお名前は学会幹事一同で決めましたので皆様にご相談いたします」と申し上げました。二、三日して「今すぐ理事長室に来てくれ」というお電話があり、駆けつけると「折角いいことをしてくれても、メモリアルレクチャーでは母は喜ばない。草場の陰で泣いていると思うよ。西洋かぶれが大嫌いな人だったから」。私はもうしゅんとなって小さな声で、「吉岡弥生記念講演ならよろしいのでしょうか」と申し上げました。

「そうなんだよ、そうなんだよ、あんた」ということで、一九八六（昭和六一）年五月から吉岡弥生記念講演となり[3]、第二回の講師は女性で初めて大使になられた高橋展子先生でした。

講演者候補は、4年生の学生、理事長、澤地久枝氏などから沢山あげてくださり、幹事は決定が大変でしたが、橋田壽賀子、宮尾登美子、曽野綾子、樋口恵子と藤田たき（敬称略）と続き、講演は素晴らしさで隆盛を極め、第七回は司馬遼太郎先生のご登場となりました。

司馬遼太郎先生は「展開について——ポンペ先生から東京女医学校、そして今日」と題し、約2時間にわたりシーボルト・イネから始まりポンペ先生のこと、「医」とキリスト教の「愛」の関係を語り、人々を深い感動に誘いました。そして彌生先生のことは当時の『週刊朝日』の「街道をゆく」の神田界隈に取り上げてくださり明治の知性と表現しておられます。同日、三神美和先生も「弥生先生を語る」に出演され、「彌生先生は女医の育成者であるとともに母であり、妻でもあり、社会運動家としても活躍され、私心のない積極性、国際性、社交性のあるお人柄であった」ことを述べられたと学内ニュース[4]に書かれています。この吉岡弥生記念講演は今も脈々と続いており世界の彌生先生を顕彰し、彌生精神を伝承する役割を果たしていると思っています。

「吉岡彌生選集」から学んだ新知見

この度、依頼された執筆は、後輩に語り継ぐ重大な使命を担っていますので、杢杢舎から出版されている「吉岡彌生選集」全六巻も読み返しました。そこから彌生先生に関する幾つかの新しい知見を得て、たいへん偉大な彌生先生への尊敬と崇拝がさらに山よりも高く、海よりも深くなりました。

(1) 実に文章がお上手で、あのご繁忙の中で立派な随想や記事を多数書いておられます。この選集を監修された故・元理事長吉岡博光先生が、「著作目録８００編の中から、祖母の人となりや、考え方を知るようすがとなるものなど、５００編近くを選んで六巻本とした」と説明されています。[5]

(2) 彌生先生の「わが自叙傳」

一九九八年に出版された『吉岡弥生伝』は神崎清先生が昭和一六年七月に聞き書きされた物の再出版です。素晴らしいので多くの皆様に愛読されています。しかし、この「吉岡彌生選集」1に記載されている「わが自叙傳」は一味異なる趣で、なぜ医師を志したか、済生学舎の様子など、引き付けられてまるで対話でお聞きしているような錯覚にとらわれます。

(3) 彌生先生は翻訳もしておられます。(6)

一九二二年に英国の女医 Louisa Martindale M.D. が出版した著書"The Women Doctor and her Future (女医及その将来)"を義弟吉岡正明先生が欧州留学土産に謹呈されたようです。それを翻訳しておられます。内容は女性医師の医学史であります。大正一三年から昭和二年にわたって『女醫界』に63頁に亘って掲載されています。秘書役もいらしたでしょうが、最後の訳了に際して「長くかかりました。三年越でしょうか。文士でない私としてはかなりの大事業でした」と書かれています。

これ程お忙しい思いをしながら、常にあの温厚なお姿を保ち続けられたのは、やはり稀代の秀才だったからだと改めて思いました。

(4)「選集」の第4巻は随想編ですが大正時代でも男女平等の精神を貫き通しています。

終わりに臨んで

神崎清先生の書かれた『吉岡弥生伝』やご友人からの情報を集録しますと、彌生先生の際立って突出した温和で崇高なご性格と高い知性と品性が伺えます。

しかし、私が最も好きなご説明は、秀才の御子息、吉岡博人元理事長が述べた、「女性の欠点といわれるものを一つも持たなかったのが母だったと言えます」と「母の一生は、『愛』と『至誠』を、身をもって実践したといえるのではなかろうか。前者の『愛』という意味は、母にとってはまったく自己を忘れて他人につくすということである」[7]と申されている言葉であります。

3冊目の伝記『吉岡弥生』を記述した高見君恵氏は「科学は個人の名誉のためにあるのではなく、人類のためにあるのだと信じたパスツールのように、吉岡弥生の一生を貫いたものも、強烈な人間愛の精神であった。不屈の忍耐力と、たゆまざる努力によって、女医養成の偉業をなしとげた彼女は、今静かに永遠の眠りについている」[8]と書かれています。人様から伺ったり、読んで感動したことに、自分の経験を混じえてここに書かせていただきました。読者の皆様と共に、生誕150周年を迎えられた彌生先生に心からなる感謝を捧げたいと存じます。

文　献

(1) 大森安恵「第二九回吉岡弥生記念講演会・弥生先生を語る」『女醫界』808号
(2) 大森安恵「第三五回　右に同じ」821号
(3) 大森安恵「女子医大百年の一齣を生きた幸せ」東京女子医科大学百年史資料編
二〇〇〇年、p327-330
(4) 黒島敦子「第三〇回吉岡弥生研究奨励金授与式および第七回吉岡弥生記念講演」学内ニュース、一九九一年、第459号
(5) 吉岡博光「吉岡彌生選集を監修して」吉岡彌生選集1、杢杢舍、二〇〇〇年 p344-345
(6) 吉岡弥生「第三章翻訳」吉岡彌生選集3 p153-215
(7) 吉岡博人「なき母のこと」高見君恵『吉岡弥生』、柏書房、昭和三五年 p273
(8) 高見君恵『吉岡弥生』右に同じ、p268

『女醫界』第824号「特集吉岡彌生先生生誕150周年記念」への寄稿より転載

デス・エデュケーション Death Education

「人間らしく死を迎えることは、人間らしく生きることで、人間らしく生きることは、最後まで、出来るだけ周りの人に思いやりを示すことだと思います」と述べておられたアルフォンス・デーケン先生が二〇二〇年九月六日、88歳で亡くなられた。

デーケン先生とのお付き合いがいつから始まったのか正確に覚えていないが、後で記述する、若林一美、斎藤武先生ご夫妻の翻訳書『デス・エデュケーション――死生観への挑戦』(現代出版)がきっかけになったように思う。

デーケン先生はドイツでお生まれになり、一九五九年来日された。さらにアメリカ、ニューヨークのフォダム大学に留学され一九七三年に哲学博士を取得、上智大学文学部教授になられた。『第三の人生』など数多くの著作があり、特に「死の哲学」を広めた方としてたいへん有名である。デーケン先生に初めてお目にかかった時から、同い年であることが共感を深め、とても気が合い、長らく色々教えていただいた。ご病気で上石神井のイエズス会にお移りになるまで年賀状の交換も続いていた。新型コロナウイルスのためにお悔やみと感謝の献花が出来なかったことがとても残念でならない。

デーケン先生から沢山学ばせていただいたが、特に一九八八年七月『クリニック マガジン』主催で対談をする機会があり、癌の告知と、タブーとされていた死生観について、徹底的に開眼させられたことによって、デーケン先生との有意義な出会いを、無上の幸せに感じている。

二〇二〇年の現時点では、癌の告知は昔からそうであったかのように、当たり前になっているが、歴史的観点から、このテーマの端緒として今もその対談は大変貴重であったと思う。

死生観という言葉が出てきたので、若林一美先生ご夫妻を取り上げずにこの章を閉じることは出来ない。若林一美先生は山梨英和大学人間文化学部教授を経て、二〇一八年七月まで立教女学院短期大学学長と理事長を2期8年間も務められた方である。

一九六〇年代、私が遅ればせながら我が国に「糖尿病と妊娠」の分野を開拓し、東京女子医科大学病院で一心不乱にその臨床、研究に従事している時、ジャーナリストから初めて取材を受け一九八〇年『婦人公論』三月号に執筆紹介してくださったのがこの若林一美先生であった。そのお陰で「糖尿病と妊娠」に対する知識が一般社会の常識として広められたのでとても有難い取材であった。

当時の若林さんは、女性ジャーナリストとしてすでに名を馳せておられたが、世間的にはまだタブーとされていた「死に関する研究」に非常に興味を持たれ、アメリカ、ミネソタ大学社会学部教授で、死の教育研究センター所長でもあるロバート・フルトン教授のもとに研究員として留学された。一九八三年から一九八五年までのことである。

日本におられる時からすでに翻訳作業は進んでいたのであろう、一九八四年五月にはロバート・フルトン編著『デス・エデュケーション――死生観への挑戦』をご夫君の斎藤武先生との共訳で現代出版から出版しておられる。

全くの偶然であったが、一九八四年一〇月、シカゴ、ノースウエスタン大学ノーベルト・

フレンケル教授主導でアメリカ糖尿病学会、産婦人科学会、ヨーロッパ糖尿病学会の糖尿病と妊娠に関する研究会などが共催し、「第二回妊娠糖尿病に関する国際ワークショップカンファレンス」が開催された。

私はメンバーゆえ、出席することになっていた。当時の東京女子医科大学糖尿病センター所長の平田幸正教授から「シカゴに行くならちょっと足を伸ばしてミネアポリスの世界糖尿病センター（IDC）を見てきてください。我々の新しい糖尿病センター建築の参考になるでしょうから」と言われ、エッツワイラー所長がくださったという世界糖尿病センターのパンフレットを渡された。

シカゴの会議が無事終了し、私は若林一美ご夫妻の待っていてくださるミネアポリスに立ち寄った。しかし世界糖尿病センターは立派なパンフレットだけで、まだ建物は全く出来ておらず、若林先生の努力の結実でやっと見つけたのは、平家建ての小さなバラックの仮設診療室と栄養相談室だけであった。

それでも、そこのスタッフに私たちが世界糖尿病センターの新構想を伺っている間、ご夫妻の1歳を過ぎたばかりの愛娘の那由多ちゃんが栄養指導用の林檎をかじっていて大爆笑となった。

東京女子医科大学の新しい糖尿病センターの建物は、患者中心の独特な平田構想で一九八七(昭和六二)年三月に完成し、世界糖尿病センターの影響は受けなかった。しかし、このご夫妻との外つ国での交流は、糖尿病センターに全く新しい息吹が生まれる契機となった。

私はミネアポリスに来るまでチャプレンという言葉を知らなかった。若林先生のご主人斎藤武先生はエモリー大学神学部博士過程を終了し、チャプレンとして働き、当時はミネソタ大学に勤務中であった。この留学が終わり日本に帰国されたら、東京女子医科大学糖尿病センターで、チャプレンとして勤務していただくことを内諾させていただき、一年後に実現したのだ。そうしたら、あっと言う間に1型糖尿病の子どもが「お腹が痛い」と言って入院する例が皆無になった。私たちのような医師レベルでは心のケアにまで及ぶことが出来なかったことを深く知らしめられたのである。

その後、先生はグループミーティングを開いて1型糖尿病患者さんの心理的支援に大きな貢献を残し、二〇〇九年の定年後もボランティアとして皆様を元気付ける役割を果たしてくださった。今は斎藤武先生の教えをうけ、ニューヨークでも学んだ経歴を持つ10歳で1型糖尿病を発症した前田利恵子さんが後を継いで活躍している。

一九八四年の秋、ミネアポリスの世界糖尿病センター仮診療所で、教育用の林檎をかじっていた可愛い那由多ちゃんは立派な医師に成長されて、いまはバルセロナの大学に留学中である。私はいま那由多ちゃんのご両親との出会い、長く続いた交流に感謝しながら、新型コロナウイルスに負けず医学に貢献される彼女の元気な日々を祈っている次第である。

追悼の記

松岡健平先生の尊い軌跡

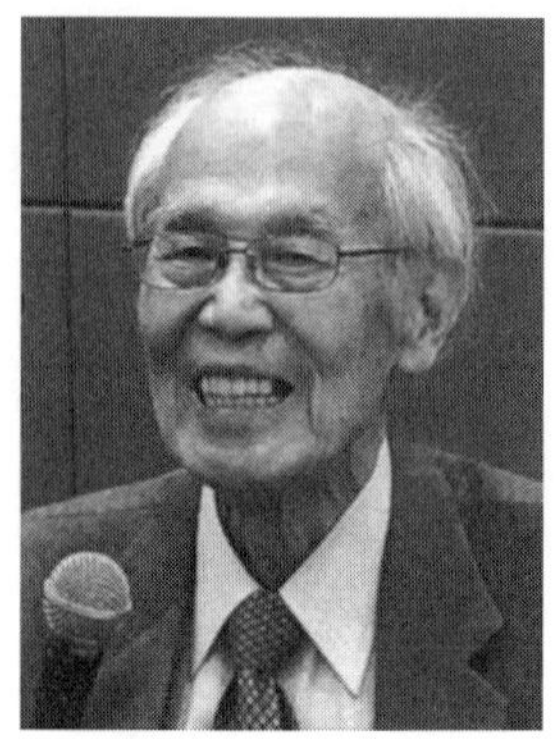
松岡健平先生

日本糖尿病・妊娠学会の前身「糖尿病と妊娠に関する研究会」創始者のお一人であり、日本糖尿病学会名誉会員の松岡健平先生が、盲腸癌のため二〇二〇年六月四日、享年85で黄泉の国にお旅立ちになられた。先生は博学多才、松岡節と呼ばれる巧みな話術と温厚でユーモラスなお人柄を持たれた、一流の糖尿病臨床学者であった。本学会誌『糖尿病と妊娠』守屋達美編集長は、お通夜の焼香の直後、私に追悼記の執筆をお願いしますと申された。

松岡先生は一九六一年三月慶應義塾大学医学部をご卒業になり、インターン後、同大学病院、腎・内分泌内科学教室に入局された。その翌一九六三年七月から一九六五年一二月まで米国タフツTufts大学代謝内科に留学しておられる。その大学の関連病院、Malden Hospital, Lemuel- Shatuck Hospital, Graham- Faulkner Hospitalにおいて研修医として勤務され、臨床医としての基本的姿勢を徹底的に学習され、語学にも更に磨きがかかったと、漏れ承っている。

一九六五年一二月、慶應義塾大学病院の腎・内分泌内科学教室に帰局後、留学中に出会われた堀内光院長とのご縁で、一九六七年七月に東京都済生会中央病院に入職された。以来、生涯一貫して済生会中央病院の要職を担い、貢献を惜しまれなかった。したがって、松岡先生の糖尿病に対する本格的な臨床、臨床研究、社会への教育活動、糖尿病学会の連携活動等の幅広く重厚な活躍は、済生会中央病院を基盤として展開されたと言える。

一九七三年五月、「糖尿病性神経障害の定量的検査法」によって医学博士の学位を取得しておられるので、先生の臨床研究テーマは神経障害であるかの印象を受けていた。しかし、松岡先生は、若い1型糖尿病患者さんを心から愛し、彼らが社会に受容されず、酷い差別を受けている姿を嘆かれた。また、わが国の糖尿病の95％を占める2型糖尿病者の診断、治療開始時期が遅いために起きる合併症の多発と重症化を痛く認識し、それらを予防する目的で、医師、医療従事者、社会一般人用に素晴らしい本格的教育映画を４本も作られた活動は、現段階では意外に知られていないので、以下にご紹介する。

「明日を走る」一九八一年
　1型糖尿病の小学生男子が主人公

「いのち萌ゆるとき」一九八五年
幼児から1型糖尿病でインスリン治療を続けている女性の就職、結婚、妊娠、自己管理など

「春の旅立ち」一九八七年
　2型糖尿病を持つ45歳男性同級生二人の異なる人生

「五月の子守唄」一九八九年

高齢者の2型糖尿病と孫の妊娠糖尿病の問題

企画－メジカル・ジャーナル社、制作－東映他、提供－マイルス・三共となっているが、原案は全て聡明で才色兼備の松岡夫人である金井靖恵氏が書かれたものである。松岡先生はこの映画の全ての創始者でありながら、映画制作スタッフの中では表に出ることなく謙虚に学術指導され、「五月の子守唄」のみ監修となっている。いま観ても教えられることの多い、含蓄に富んだ偉大なる教育映画である。

この映画製作の頃、一九八三年、マイルス・三共に招かれて講演に来日した米国ミネアポリスにあるIDC（国際糖尿病センター）のロジャー・マゼ博士 Dr. Roger Mazze と知り合い、わが国に Staged Diabetes Management（臨床病期に応じた糖尿病治療）の勉強会がつくられ、私たちは大いに勉強させていただいた。その著書も翻訳出版されているが、あまり知られていない松岡先生の大きな功績の一つである。松岡先生とマゼ博士との交流は、米国国際糖尿病センターとの知識の交換に連携して永く続き、そのため、常に糖尿病臨床の先端を歩いておられたのだと思われる。

松岡先生は、抜群の語学力と温かいお人柄のため、外国にもマゼ博士と同じようなご友人が多数おられる。ナウル Nauru 島の糖尿病研究で有名なポウル・ジンメット博士 Dr. Paul Zimmet もそのお一人であった。一九九九年八月オーストラリアのシドニーで第四回 IDF Western Pacific Congress が開催された時のことである。私は発表も終わり、会議も終了したので、松岡先生ご一行が、メルボルンにあるジンメット博士が所長を務める International Diabetes Institute（国際糖尿病研究所）を見学に行くというので、ご同行させていただいた。2日間訪問し、意見交換と患者教育システムを学んだが、その間の絶え間ない向学エネルギーは、松岡先生の何処に潜んでいるのかしらと何度も驚嘆させられた。

私事で恐縮であるが、私は一九六〇年一二月に死産の経験から「糖尿病があると危険だから糖尿病女性は妊娠すべきでない」という日本での当時の不文律が間違っていることに気付いた。そして「糖尿病があってもコントロールさえ良ければ妊娠、出産は可能である」という運動を開始し、多くの患者さんたちの幸せと希望にある程度、貢献できたのではないかと思う。そんな時、慈恵医科大学の池田義男先生から、そろそろ「糖尿病と妊娠に関する研究会」をつくるべきではないかと提案された。

済生会中央病院では、もう、すでに糖尿病合併妊娠例が多数存在し、「いのち萌ゆるとき」の映画製作の件もあり、松岡先生をお誘いして三人で創始することになった。マイルス・三共、山之内製薬が絶大な応援をしてくださり、一九八五年一二月七日、第一回「糖尿病と妊娠に関する研究会」が発足した。

松岡先生は、一九八七年第三回研究会会長を務めておられる。しかし、先生は完璧で見事な糖尿病臨床医を堅持しておられたので、日本糖尿病眼学会や日本糖尿病学会にも乞われて理事になられた。さらには、全国済生会糖尿病セミナーをおつくりになり、一九九四年八月にはご自身が第一回会長を務めておられる。そのような多忙を極めた日々を送られていたためか、日本糖尿病・妊娠学会からは、穴澤園子先生と交代した形で少しずつ疎遠になっていかれた。

一九九三年から一九九九年九月までは済生会中央病院副院長を務められ、その後二〇一七年まで東京都済生会渋谷診療所長であった。また、一九九三年から二〇一三年まで慶應義塾大学医学部客員教授も兼任しておられる。その間、一九九八年三月には第四回日本糖尿病眼学会会長、一九九九年五月には第四二回日本糖尿病学会会長も務めておられる。以上に加えて、二〇〇二年六月から二〇〇六年六月まで第二代・日本糖尿病療養指導士認定機構理事長に就任され、認定機構のロゴマークをデザインし、機構のホームページも立ち上げておられる。

松岡先生はきちんと糖尿病の日常診療を行い、公的な役職も果たされながら、多数の著書や論文も出版しておられるが、小坂樹徳編『糖尿病学二〇〇〇』(診断と治療社)収載の論文「糖尿病と生活習慣――糖尿病の予防と療養指導」(82~94頁)は大変素晴らしい。それに二〇一四年三月、南山堂から出版された松岡健平編『いまさら聞けない糖尿病診療(一問複答)』は内容も見事であるが、表紙も秀逸である。それには、一九九四年、神戸で開催された第一五回国際糖尿病連合(IDF)総会の折に、先生が描かれた「コングレス前夜」という絵画が用いられているのである。松岡先生は幼少時から画才を認められ、個展も何度も開催されているが、神戸を描いたこの「コングレス前夜」は、先生の会心作の一つであろうと思われる。この書籍は長く保存していただきたい。

終わりに臨んで

松岡健平先生は幼少時から歩行障害をお持ちであったと伺っている。それをハンディキャップとせず、かえって病者への愛情に転換しておられる。また、毎週火曜日のＮＨＫラジオ「患者さんの質問に答える」という健康相談の番組に30年もの間、続けて出演されたが、これは常に学問をしていなくては出来ない仕事なので、それらの結果として画期的で偉大な糖尿病臨床医になられたのであろうと拝察している。

共に学ばせていただいたことに感謝しつつ、靖恵さんという賢夫人と共に過ごし、二人のお子様、お孫様まで医師になられて、ご充足の人生であったろうと感銘しつつ、心からの追悼の意を捧げる次第である。

『糖尿病と妊娠』20巻2号（二〇二〇）〈追悼の記〉「名誉会員・松岡健平先生の尊い軌跡」より転載

追悼の記

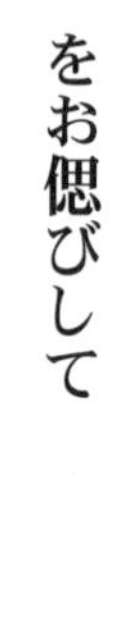

ロイス・ジョバノヴィック博士 Dr. Lois Jovanovic（一九四七～二〇一八）をお偲びして

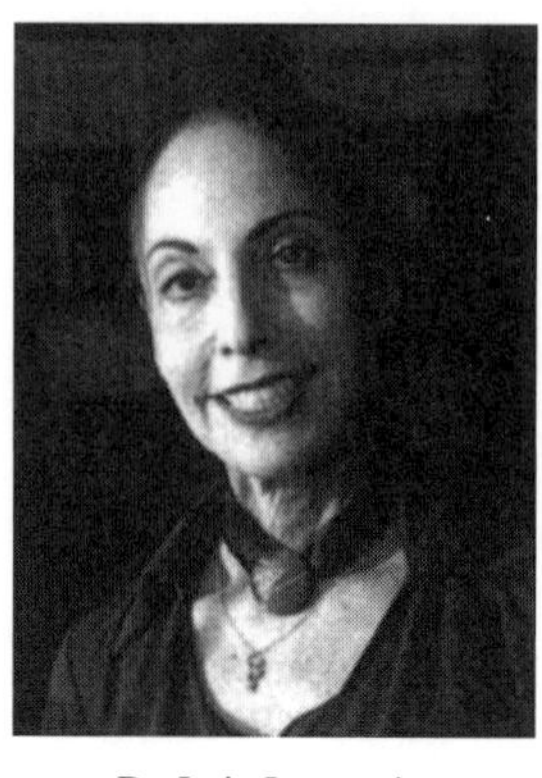

Dr. Lois Jovanovic

糖尿病と妊娠の分野において、専門家を臨み日々研鑽を積んでいる方々でロイス・ジョバノヴィック博士Dr. Lois Jovanovic を知らない医療者はいないであろうと思われる。

糖尿病があっても血糖正常化を達成すれば、正常で健康な児を分娩することができるという強い姿勢でキャンペーンを張り、世界のリーダーシップを務めてこられたこの ロイス・ジョバノヴィック博士が二〇一八年九月一八日、享年71でお亡くなりになった。悲しいお知らせである。

ご逝去の第一報は、ピマインディアンの糖尿病研究で有名なペティット博士Dr. Pettittからいただき、ついで勤務されていたSansum Diabetes Research Instituteから、続いて所属していたヨーロッパ糖尿病学会のDPSG : Diabetic Pregnancy Study Group（糖尿病と妊娠に関する研究会）から会員全員への連絡があった。その後は追悼のメールが数え切れないほど世界を駆け巡り、多くの同志が「たいへん偉大な指導者を失った」「巨星墜つ」といった表現で哀悼の意を表した。九月二八日のThe New York Timesは、「糖尿病女性が子どもを持つことを支援したDr. Lois Jovanovic死す」と長い長い報告を掲載している。

ジョバノヴィック博士は一九六九年New York Columbia（ニューヨーク市のコロンビア大学の生物学理学士でありながら一九七〇年にはヘブライ文学のMasterの学位を得、一九七三年にAlbert Einstein College of Medicineで医学部を卒業された。一九七三〜一九七八年までNew York Hospital - Cornell University Medical CollegeでIntern, Residency, Fellowの研修を行い、引き続き内分泌、代謝学の専門家として同大学助教授となった。一九八六年にSanta BarbaraのSansum Diabetes Research Instituteに移られ、一九九六〜二〇一三年の17年間を所長として任務を全うされた。糖尿病と妊娠に関するジョバノヴィック博士の活動でこの研究所は、世界における糖尿病と妊娠のメッカとして名を馳せた。

ジョバノヴィック博士が1型糖尿病であったことはわが国ではあまり知られていないかもしれない。二〇〇九年一月号の"Diabetes Care"の表紙になったバンティングBanting先生宛の絵手紙は、ジョバノヴィック博士のおばあ様が8歳の少女の時に書かれたものである。上手な鳩の絵と賢い文章は、多くの読者に深い感動を与えた。その少女は一九二二年に発見されたばかりのインスリンによって、糖尿病昏睡から救助され、成長して結婚し、一人のお子さんを出産した。そのお子さんがジョバノヴィック博士のお父上で、同様に1型糖尿病であった。

さらに、ジョバノヴィック博士自身も第二子分娩時、糖尿病を発症している。その第二子は重症脳性麻痺で3ヵ月後に死亡した。こんな悲嘆のどん底の経験が、糖尿病を持つ人のために尽くす使命感を不屈のものにしたと思われる。二人のお子様は、ご長男が産婦人科医、ご長女が内分泌・代謝医となり、ジョバノヴィック博士は、糖尿病があっても立派に子どもが産めることを身をもって実証しているのである。

ジョバノヴィック博士は3度来日している。最初は一九九四年、国際糖尿病連合会議が神戸で開催された年。大森が会長を務めた「第一〇回糖尿病と妊娠に関する研究会記念大会」の「世界はいま」というシンポジウムで食後血糖を正常化することの重要性を力説された。この研究は一九八〇年“Diabetes Care”に掲載された文献が拠点になっている。一九二二年から一九七九年までの文献から、母体の血糖値と児死亡率との関連を探求した。母体血糖値が84 mg／dl の時に児死亡率はゼロとなり、糖尿病妊婦治療に正常血糖値がいかに重大であるか説得力のある論文を書いている。

第二回目の来日は、超速効型ノボラピッドの開発成果報告、第三回目が二〇〇二年、奈良の「第一八回糖尿病と妊娠に関する研究会」の招聘演者で、大の親日家であった。

講演が非常にお上手で、その姿勢、響きわたる澄んだ音声、発表のストーリーなど真似の出来るものではなかった。二〇〇一年にアメリカ糖尿病学会（ADA）で Norbert Freinkel Award の受賞講演のとき、スクリーンに突然、私の顔が映され驚いたが、「これは日本の大森教授 Prof. Omori であるが、フレンケル Freinkel 先生はこのように世界中に教え子がいる優れた教師であった」と説明され聴衆をうならせた。

非常に頭脳明晰で、日常的な会話も打てば響く方であった。私が死ぬまでに5つ見たいものがあると言うと、大抵の人は「それなんですか」と聞かれるが、ジョバノヴィック博士は「4つしか見ないでね」と言われた。その頭の良さと、優しく情け深い心に仰天させられた。

またジョバノヴィック博士と共同研究をしたことは、私の大きな誇りであり、光栄に思っている。一九九七年、アメリカ糖尿病学会は白人のみにしか通用しない妊娠糖尿病の定義を作った。私たち二人は、これに反対して二〇〇五年一〇月“Diabetes Care”に“Proposal for the Reconsideration of the Definition of Gestational Diabetes”(妊娠糖尿病の定義に関する再考慮の提案)を発表した。Letters欄であったが、この論文は世界的に大きな反響をよんだ。ご逝去の3ヵ月前にも、また共同研究をしようというメールをいただいていたので悲嘆に絶えられない。

ジョバノヴィック博士の糖尿病と妊娠に関する業績は、山より高く海より深いものがある。今日のこの追悼の記を予想していたとは考えられないが、二〇一七年七月七日に私に業績集を送って来た。

Ａ４判48頁にわたり、なんと全文献は561篇、38回の受賞歴という驚くべき業績を残している。

その返礼を、私はメールでなく横山大観の富士山の絵はがきで送り、「富士山のようにそびえ立つ最高のMentorへ」と心からの賛辞を贈った。

偉大な内科医、科学者が全ての苦しみから解き放たれ安らかにお眠りになることを望んでいる。

『糖尿病と妊娠』19巻1号（二〇一九）〈追悼の記〉「Dr. Lois Jovanovic（1947～2018）をお偲びして」より転載

3 私の歩いた一筋の道

大きなセントローレンス川が流れ白皚皚(はくがいがい)の美しいモントリオールへの留学

留学期間が短かったせいか、私はモントリオールにいる時も東京でも、アカデミー会の連絡を受けたことが一度もなかったので、50周年記念大会と聞きびっくりいたしましたが、心からなるお喜びとお祝辞を申し述べます。

ステロイド糖尿病の成因に関する研究で学位を受け、一九六九年に講師になった時、大学における教職のポジションは少ないので、自分のようなものが大学に残っていていいのだろうかという迷いが生じ、小坂樹徳教授にご相談したところ「研究が嫌になるか、お金に焦点が合うようになったら辞めなさい。そうでなければ辞めるな」とお叱りを受けた。

大学病院に籍を置き教職に携わるなら、研究に専念する一時期を持たなければならないだろうとしきりに思うようになって、多くの先輩、恩師のお力添えを得て、カナダのマクギル大学に留学した。

「行くのはよいが、帰ってこなくていい」と強烈な意見を吐いていた夫も、しまいには「お前さんの英語の力ではとても心配だからカナダまで送って行ってやろうか」というくらいに軟化し、留学の話は決まったのである。一九七四年の夏であった。

その時はもう第二内科の助教授になっていて、職責上6ヵ月の短期留学しか許可されない状況になっていたし、家には小学5年生と6年生の子どもがいるので、人が2年費やして行う仕事は、半年でやり遂げるべきだと己に誓って、英語の予備学習もないまま出国してしまった。

指導者のポスナーPosner博士とは筆談でコミュニケーションをとるような状態であったが、ラボの研究助手の皆様は非常に親切で、明けても暮れても黙々と実験を繰り返した。

胎盤にインスリンを分解する酵素が2種類あることを見出したポスナー博士の下で、胎盤に存在するインスリンレセプターに関連したインスリンの結合、分解に関する研究を行った。

当時、胎盤を用いたこの仕事はまだあまり行われておらず、非常に先端的な研究であったので、この研究をきっかけに私は、後年ヨーロッパ糖尿病学会のStudy Groupの一つであるDiabetes Pregnancy Study Group（糖尿病と妊娠に関する研究会）の会員にしていただくことができた。今でも日本人でたった一人の会員である。

糖尿病と妊娠に関する臨床、研究の分野は、日本では私が開拓、確立に努めてきたので、このカナダ留学の経験は、図らずも日本における糖尿病と妊娠の門戸を世界に開き、世界と手を結び合う礎にもなった。

また留学中のこの研究に対して、一九七五年の帰国直後に日本女医会から吉岡弥生賞をいただいた。

留学時の研究は一人で黙々と頑張れたわけではなく、家族、研究室の人々の支援はむろんのこと、研究室以外のモントリオールの日本人社会の方々から受けた恩恵の深さは筆舌に尽くし難い。ここに改めて関係各位に心からなる深甚の謝意を表する次第である。

冬のモントリオールは午後3時になると日が落ちて暗く、寒く、寂寥感が強くなるが、決してホームシックに陥らない温かい和やかな援助を、いつもいろいろな方からいただいた。

なかでも39年経った今でもお付合いの続いているヘンリー、那智子夫妻の柴田一家とChiu家は、いつも土、日には家族の一員のように遇してくださり、人生で巡り会って良かったと思える筆頭に上げたい方々である。土曜の夜は柴田先生の別荘で快適に過ごさせていただき、日曜日はChiu家のお客様たちに混じって、月下美人の花を眺めながら玉突きを楽しませていただいた。柴田先生からは、まだDiscrimination（差別）の残る国際社会のなかで大学教授にまでなった日本人が、どのような生き方をしてトップレヴェルの人たちと肩を並べて医療に従事してきたか、その日常、言動、行為、その他から、常に、秘かに学ばせていただいた。お料理の上手な明るい那智子奥様からも同様に、社交的な振舞いが如何に大切であるか教えられた。

Oak Avenueにお住まいであったChiu家のMeili夫人は、日系の台湾生まれでその優しさは「母の如し」であった。医師ではなかったがご主人のDr. Chiu S Tangも高潔な方で、「留学したからには『女子医大に大森あり』と言われるようにならなくては駄目ですよ」とおっしゃった。このお言葉は、私にとって金言名句で、今でも私の努力目標として生き続けている。

最初は私の留学に抵抗を示していた夫は一二月末、小学生の子ども二人を連れてモントリオールにやってきた。粉雪がやさしく舞う白皚皚のカナダで、私たちはかって日本で味わったことのない、家族という深い連帯感を抱いて2週間の冬休みを存分に楽しんだ。

今、世の中がグローバル化し若者が留学をしたがらなくなっているという。日常生活でも研究でも母国を離れて人々と交流し、経験したことは、人生の宝である。是非留学はお薦めしたい。

モントリオール・アカデミー会「創立50周年記念誌」1963-2013　二〇一五年刊への寄稿より転載

私の歩いた一筋の道——糖尿病と妊娠の分野を開拓

本稿は二〇二〇年一一月、オンラインで開催された第六回国際糖尿病・妊娠学会（IADPSG）で拝受した“Lifetime Achievement Award”（生涯功労員）の受賞講演記録を、この学会と関係ない方々にもお役に立つことがあるかもしれないと考えて、再録させていただいた。

なお、この学会は一一月一三～二六日まで、オンラインで第三六回日本糖尿病・妊娠学会と合同開催された。したがって私の受賞講演は、オンライン学会開催中、日本語でも発表されていたが、聞き逃した方々のために文章記録として残すようにとの学会誌編集長のご厚意により転載を許可された次第である。

予備知識としての学会に関する説明

日本の「糖尿病と妊娠に関する研究会」は一九八五年に発足し、二〇〇一年より知識の普及、研究、臨床レベルの向上を目指して、「日本糖尿病・妊娠学会」に変革した。

一九九四年一二月、まだ研究会時代に第一〇回記念大会を迎えた。

会長を務めた私は、海外からの招聘演者としてセバスチアーノ・グラッソ Sebastiano Grasso、ロイス・ジョバノヴィック Lois Jovanovic、ジェレミー・オーツ Jeremy Oats、ベンクト・パーソン Bengt Persson の各博士を迎えた。

それは同年、神戸で故・馬場茂明教授のもと開催された第一五回国際糖尿病連合会議(IDF)に影響を受けて、私たちの研究会も国際的に、と考えたためであった。彼らは異口同音に国際交流がいかに有意義であるかを語り合った。

この時の日本での研究会が起源となり、国際交流を目的に「国際糖尿病・妊娠学会」(IADPSG)が発足した。彼らがヨーロッパ糖尿病学会のＤＰＳＧ(糖尿病と妊娠に関する研究会)に申し出、さらにアメリカ糖尿病学会、イスラエル、インドおよび日本における研究会が母体となった。

会の代表者はボイド・メッツガー Prof. Boyd Metzger、議長（Chair）がダビッド・マクリンタイア Prof. David McIntyer で出発した。二〇一六年より議長はフィーデルマ・ドン Prof. Fidelma Dunne が引き継いでいる。

IADPSG は International Association of the Diabetes and Pregnancy Study Groups の略称であるが、そのまま和訳すると学会の雰囲気が乏しくなるので、「国際糖尿病・妊娠学会」としようと私が日本糖尿病・妊娠学会に提案して、このような名称となっている。[1]

そして一九九八年、第一回大会がオーストラリア・ケアンズで盛大にかつ楽しく開催された。

第二回は二〇〇三年、スペイン・サンサルバドール、第三回（二〇〇八年）、アメリカ・パサデナ、第四回（二〇一二年）、インド・チエンナイ、第五回（二〇一六年）、アルゼンチン・ブエノスアイレスを経て第六回が日本の担当となり[1]京都で開催予定であったが、新型コロナウイルス COVID-19 のパンデミックのため、オンラインでの開催となった。

受賞講演

私の歩いた一筋の道 ― 糖尿病と妊娠の分野を開拓

杉山隆会長にはたいへんご多忙の中、ご丁重な紹介を賜り心から深謝申し上げている。受賞には独特の活動が伴わなければ形成されようがないが、それを認め推薦してくださる方がいなければ成立しないものである。杉山会長はこの栄えある受賞のご推挙もしてくださり、誠に光栄至極に存ずる次第である。

わが国に「糖尿病と妊娠」の分野を開拓したことに関しては、外国や女性の団体から、賞をいただいたことはあった。例えば二〇〇八年六月、米国のSansum Diabetes Research Instituteから Sansum Science Award を、遡る一九七五年五月には日本女医会の吉岡弥生賞を受賞した。

しかし、今から30年程前、日本糖尿病学会のハーゲドン（Hagedorn）賞に3回も推薦されながら「そんなものアメリカの真似ではないか」といって落とされていたので、この度の受賞は感涙にむせぶほど嬉しく身に余る光栄に存じている。関連各位にも心から厚くお礼申し上げたい。

高知県で生まれ、私を鼓舞した偉人たち

私は高知県で生まれ、物心ついた頃から「この子かよ、医者になる子は」と言われながら育ったので、何の迷いも疑いもなく東京女子医科大学に入学し医師になった。そのため高知で育ったのは僅か17年間であったが、高知には政治、科学、文学、実業界など数多くの大物が輩出していて、影響と刺激を受け終生敬愛して止まない偉人たちが沢山いる。

例えば坂本龍馬、岩崎弥太郎、寺田寅彦（物理学者で随筆家‐『藪柑子集』（やぶこうじ））、牧野富太郎（植物学者‐独学で植物分類学を完成。文化勲章受賞）、大原富枝（小説家‐『ストマイつんぼ』『婉という女』など）、宮尾登美子（小説家‐敬愛する友人）などである。

私の歩いた一筋の道の第一歩

一九五六年三月に東京女子医科大学を卒業して四月からインターン開始、一年後に終了して一九五七年七月、専門性を持ちたいと思い、当時すでに糖尿病診療で有名であった中

山光重教授の中山内科（第二内科）に入局した。直ちに臨床研修と並行して学位論文用のテーマ「ステロイド糖尿病の成因研究」も与えられ、昼夜の区別もないような生活であった。そんな時、医師でない相手との結婚話に対し、父親は「子と思わないから、親と思ってくれるな」と激怒した。相手は「貧乏でも精神は貴族です」とたった一言反論し、結局、私たちは一九五九年三月に結婚した。医師でない夫は、私を通して日本の女医の姿を知るので、男女共存共栄を徹底的に実行した。

一九六〇年一二月、「安産ですよ」と言われながら微弱陣痛の遷延で死産になった。臨床と研究活動の厳しい日々の狭間で、子どもが産まれたら困ると思い、愚かにも自然流産を望んだ瞬間への後悔もあったので、死産の悲嘆は言語を絶するものであった。深い悲しみの中で医局に復帰した時、糖尿病と診断がつかず死産を経験した二人の患者さんの受持医になった。この患者さんとの悲嘆の共有から、海外の書物、文献などで、糖尿病と妊娠に関する研鑽を積み、日本で私たちが教えられた「糖尿病があると、危険だから妊娠させてはいけない」という不文律は、間違っていることに気付いた。そしてこれを打破し「糖尿病と妊娠」の分野を開拓した。

しゃぼん玉

人が何かを始める際には必ず動機に導かれるものである。日本人なら誰でも知っている「しゃぼん玉」の童謡も、夭折した娘への鎮魂歌であると言われている。この童謡がレクイエムであることを知ってから、私は涙なくして聞くことも歌うこともできなくなった。このしゃぼん玉は、一九二二年に野口雨情が作詞し、一九二三年に中山晋平が作曲したものである。

しゃぼん玉とんだ　屋根までとんだ
屋根までとんで　こわれて消えた
しゃぼん玉消えた　とばずに消えた
生まれてすぐに　こわれて消えた
風、風吹くな　しゃぼん玉とばそ

糖尿病合併妊娠の歴史

インスリン Insulin が発見されるまでは、Pre-insulin era（前インスリン時代）とよばれ糖尿病妊婦の胎児は子宮内死亡が多く、母体は感染症や糖尿病昏睡で死亡するのが常であったと記載されている。[2] また一八九八年に創設されたジョスリン・クリニック Joslin Clinic では一九二二年までの糖尿病妊婦症例は108例あり、胎児死亡は44％であったと記載されている。[3]

一九二一年のインスリンの発見から Insulin era（インスリン時代）が始まり不可能が可能になった。米国のホワイト Dr. White は一九二〇年代に Joslin Pregnancy Clinic を確立している。[4] ここでは、一八九八年から一九五九年までに糖尿病を持つ産科的患者さんは１７００例存在し Insulin 時代とはいえ糖尿病の妊娠は、自然経過に任せると Destruction（破滅）であると述べている。[5]

一九二六年、デンマーク・コペンハーゲン大学でも糖尿病合併妊娠例の治療が開始されている。そして糖尿病妊婦治療はケトアシドーシス Ketoacidosis の予防↓分娩の早期終了↓新生児対策↓血糖正常化と進歩改革がなされてきた。一九六〇年、我が国にようやく糖尿病者の妊娠が増え始めた。一九六四年二月、東京女子医科大学病院で糖尿病妊婦第１例が出産した。これは東京女子医科大学開校から64年目、コペンハーゲン大学 Rigs 病院から遅れること38年目であった。

なぜ日本の「糖尿病と妊娠」の臨床、研究は遅れたか

インスリンの発見を契機に、欧米では糖尿病者の妊娠、分娩を成功させる治療、管理が開始され、糖尿病を持つ女性に幸福がもたらされた。しかしわが国では、一九六〇年代でも「糖尿病があると危険だから妊娠させるべきでない」という不文律があり、若い糖尿病女性の中には人工流産や死産の既往歴を持つ患者さんが多くいた。

その理由として――

(1) 日本では伝統的な和食のため糖尿病患者さんが少なかった。

(2) 封建社会が長く続き男尊女卑の思想が強かった。

(3) お世継ぎを得るため健康な女性が求められた（私はこれを殿様文化と呼んでいる）。したがって病気を持っている人が妊娠をすることは御法度であったと考えられる。糖尿病のコントロールができていれば、健常者と変らない生活ができるという病態が、まだ一般化されていなかった悲劇と言えよう。

このような社会環境下でも家庭を守るだけでなく、人類の幸せを願い医学に貢献した女性がいたことを糖尿病とは無関係であるが一言追加させていただく。

女性の医学への貢献

女性の医学への貢献というと誰しも古代ギリシャにおけるアスクレピオスの娘、ヒュゲイアを考えるであろう。わが国では奈良時代の光明皇后かもしれない。ここでは明治以降のことである。私は子どもの頃から、また医師になってからも強い刺激と影響を受けている。

日本における特志解剖の第一例

一八六九(明治二)年　遊女美幾(みき)、享年34、肺結核。渡辺淳一著『白き旅立ち』。

同一人物、梅毒。吉村昭著『梅の刺青』。

一八七四(明治七)年　郷貞一の妻おいね、心臓病。吉村昭著『梅の刺青』。

石川県における特志解剖の第一、第二例

山本博著『業績・折々の記抄』より。

一八八三(明治一六)年　竹川りん、享年43、病名不明。

一八九七(明治三〇)年　杉山なか、享年54、山梨県に嫁し腹っ張りで死亡。肝臓から寄生虫の卵が見つかり日本住血吸虫症の発見のもとになった。

吉岡彌生（一八七一－一九五九）現在世界に一つしかない女性のための東京女子医科大学の前身・東京女医学校を一九〇〇(明治三三)年、29歳で創立。建学の精神は「女性への高等教育の普及と女性の経済的自立の確立」で医の精神は愛と至誠（Treue und Ernstの訳）であった。

小川正子（一九〇二－一九四三）一九二九(昭和四)年、東京女子医学専門学校を卒業後、長島愛生園にてハンセン病救済の使命に生きた。著書に『小島の春』あり。享年41、肺結核で死亡。

My Mentors（私の師たち）

糖尿病学のみならず、医師としてのあり方、研究の進め方など総合的に教えを受けたのは、なんと言っても主任教授であるが、友人、同志、患者さんも共に恩師であり得る。

しかし糖尿病と妊娠に関する臨床と研究の基本を教えてくださった恩師は、ここに挙げた5人の偉大なMentors: フート教授Prof. J.Hoet、フレンケル教授Prof.N.Freinkel、ペダセン教授Prof. J. Pedersen、ホワイト博士Dr. P. White、ジョバノヴィック博士Dr. L. Jovanovicであった。ヨーロッパ糖尿病学会(EASD)の中に一九六九年創設されたDiabetic Pregnancy Study Group (糖尿病と妊娠に関する研究会) で発表の許可を与えてくださり、10年後の一九八五年、ヨーロッパ圏外の医師を初めてメンバーに加えてくださったのもペダセン教授Prof. Jøgen Pedersenであった。

欧米から学び発展した糖尿病と妊娠の分野

わが国における糖尿病と妊娠に関する最初の論文は一九三二年、内藤利勝[6]である。以来一九五六年までに全論文で23編しか見つからない[7]。欧米には星の数ほどあった。そのため気が狂いそうな思いで勉強しなければならなかった。

短期間ながらカナダMc Gill大学と、スイスGeneva大学にも留学した。

一九七一年「第六回糖尿病学の進歩」から毎年、「糖尿病と妊娠」の講師として私が選ばれるようになった。[8] 一九八二年から日本糖尿病学会のプログラムに妊娠のセッションも設けられた。[9]

一九八五年一二月「糖尿病と妊娠に関する研究会」を池田義雄先生の発案で、松岡健平先生、大森安恵の3人で創設し、さらに知識の普及、研究、臨床レヴェルの向上を目指して二〇〇一年、日本糖尿病・妊娠学会に昇格させた。

ペダセン教授 Prof. Pedersen から教えられた臨床理念

一九七五年、ペダセン教授 Prof. Pedersen から学んだ糖尿病合併妊娠の臨床で最も大切なことは三つある。血糖正常化、チーム医療、計画妊娠である。

血糖正常化とは、妊婦の治療は完全に正常妊婦と同じ正常血糖にすること、チーム医療とは、患者さんにかかわる医療者は、全員互角の実力を持つこと、計画妊娠とは、奇形児出産防止のため妊娠前から正常血糖にし、糖尿病合併症を持つ方は、妊娠前から準備をすることを意味する。

今こそこの三原則は当たり前のように人口に膾炙しているが、私がこの偉大な教訓を指導開始したのは、一九七五年からで、なかなかこの三つを均等に普及させることは難しかった。

同志に支えられてできた臨床、研究

私の所属は医科大学であったので、教育、臨床、研究には同志全員尊い心意気を持っていた。数ある臨床研究の一つに、「我が国における糖尿病妊婦分娩例の実態調査」がある。一九七一年に開始し、5年ごとに一九九五年、私の定年直前まで20年間施行した。その結果の一つに周産期死亡率と奇形の変化のまとめがある。[10]

周産期死亡率は10.8％から2.2％に低下したが、奇形率は5.5％から6.7％とほぼ不変であった。二〇一四年の杉山[11]らによる全国実態調査でも児の奇形率は1型糖尿病で4.6％、2型糖尿病で4.1％であった。これはミルス Mills が43万1764児の中から見出した7124奇形児を分析して得た結論「ヒトの奇形は妊娠7週までに形成される」[12]に由来するもので、妊娠してから血糖コントロールを始めても奇形予防にはならないのである。

糖尿病における奇形の成因は、動物実験においては、Whole embryo culture（胎仔培養）

の発展で高血糖、低血糖、ケトン体の増加、アラキドン酸の低下、ソルビトールの増加、ミオイノシトールの欠乏、高マンノース血症、Somatomedin inhibitors、Free radical の産生増加などがあげられている(13)、(14)。

ヒトにおいては高血糖 (Fuel mediated teratogenesis)、ケトン体、その他未知の因子が挙げられる。動物実験結果をそのままヒトに当てはめることはできないが、赤澤はポリオール／ミオイノシトール代謝異常とフリーラジカルの増加に対しスカベンジャーシステムの低下が相互に関連して奇形の発生に関与しているのではないかと記載している(14)。Prof. J. Pedersen の教えである計画妊娠を実行し、奇形予防は受胎前からの血糖コントロールが大切であることを強調したい。

日本で発見されたNODマウスは奇形が少ないが、東桂子の実験で、受胎時に母マウスを高血糖にすると、胎仔膵臓ランゲルハンス島が減少し(15)奇形の頻度が高くなることを認めている(16)。このような研究と平行して、私たちが常に大切にしてきたことは、糖尿病と妊娠に関する臨床であった。

私の定年退職までに糖尿病合併妊娠を治療管理した人々の中から、リリーインスリン50

年賞受賞者が二〇二〇年一一月までに15名に達した。

50年賞受賞は、その人の寿命もあるが、インスリン治療開始後50年を経て合併症も少ないことを考えると、初診時の初期教育と「健康な子どもを得るために妊娠中は良いコントロールを守り、分娩後に良い人生を送るためにも良いコントロールを続けなさい」という教えを守り、「Non-Stop Treatment を貫き通してくださった患者さんの結果であり感謝している。

研究をして、結果として論文を書くことも同志との大切な共同活動作業であった。私たちの全論文は608篇あり、私が第一著書 first author となってできた論文は304篇ある。自著は9冊、共著は76冊であるが、あまり読まれておらず、糖尿病と妊娠の医学に役立っていないような悲しみをひしひしと感じている。

恩師からの教訓

先にも書いたが数ある恩師の中で小坂樹徳教授から常に以下の教えをうけていた。

(1) 優れた臨床は、優れた研究から生まれ、優れた研究は、優れた臨床から生まれる。

(2) 研究がいやになるか、お金に焦点が合うようになったら大学は辞めるべきである。

(3) 人から見て、この人はよくやっているなと思われるのは、自分が考えている10倍働かなければならない。

(4) 女性の成長は著しいが、すぐにniveauを作る。守・破・離であれ。

(5) 医師は常に社会の指導的存在でなければならない。

と教えられ努力し、医師としての私自身の目標も持っていた。それは医師であり劇作家のチェーホフで、彼の前に座れば「もう病気は癒された」と患者さんが思うような医師であったと、記述されていた。そのような雰囲気を漂わすことのできるような医師になりたいと日頃努力してきたが、90歳で亡くなった葛飾北斎ですら「天があと5年命をくれたら、真正の画工になったであろう」と言われたくらいであるから、私にとって理想の医師を成就しうることは至難の業であると思われる。

私のRecommendation（助言）

(1) どの分野で活動するかの選択肢は多数ある。大学での研究、教職に就く、地域医療に尽くすなどなど。いずれにしても、このことに関しては何を聞いてもこの人が一番知っているといわれる専門を身に着けることである。

(2) 男性は歴史の中で二千年のキャリアを持っている。職業人としてこの世界に割り込むためには男性がどのような仕事振りをしているかを知る必要がある。家事労働を共有し共存共栄でなければ仕事は成就しない。

おわりに

弾圧のもとに自由を求めて名曲を作ったショスタコーヴィチの苦難や、聞こえない苦しみのなかで作曲し続けたベートーヴェンの苦業を思えば比べるべくもないが、私にとって糖尿病と妊娠の医学は、死産によって生を受けることなく、また母の腕に抱かれることもなく天の星になった子どもの導きによって開かれた一筋の道である。

この道をさらに遠く遥かな美しい道に繋いでくださるのは、若い皆様であると信じている。そしてこの度の受賞は皆様とともに長く臨床、研究ができた賜物であるので心からお礼申し上げる。IADPSG が永遠に発展されることを祈念いたしている。

文献

（1）大森安恵「IADPSG: International Association of Diabetes Pregnancy Study Group（わが国の呼び名－国際糖尿病・妊娠学会）の経緯」『糖尿病と妊娠』17(2):77-78、2017

（2）Pedersen J: The Pregnant Diabetic and Her Newborn. The Williams & Wilkins Company Baltimore. 13-14 1967

（3）Hare W. John: Preface. Editor, John W Hare, Diabetes Complicating Pregnancy, The Joslin Clinic Method, Alan R. Liss, Inc., New York. xi-xii 1989

（4）White P: Pregnancy Complicating Diabetes: Joslin P. E, Root F. H, White P, Marble A. The Treatment of Diabetes Mellitus Tenth Edition, Lea & Febiger, Philadelphia 690-697 1959

（5）Pedersen J: The Pregnant Diabetic and Her Newborn. Second Edition, Munksgaard, Copenhagen, p18.1975

（6）内藤利勝「糖尿病と妊娠」『日本産婦人科学会雑誌』、27(6). 1266-1284,1932

（7）大森安恵「我が国における『糖尿病と妊娠』の夜明け」 表2「昭和7年～31年における妊娠と糖尿病の関連文献」『糖尿病と妊娠の医学』第3版、文光堂、東京 9-10. 2020

（8）大森安恵「糖尿病患者の妊娠」日本糖尿病学会編『糖尿病学の進歩』第6集 診断と治療社、東京、167-176. 1972

（9）第25回日本糖尿病学会 会長中川昌一（北海道大学）札幌、一九八二年六月二、三、四日

（10）大森安恵「糖尿病と妊娠—計画妊娠の必要性」日本糖尿病学会編『糖尿病学の進歩』97、第31集、診断と治

療社、東京、141-147. 1997

(11) Sato T, Sugiyama T, Kurahata M, et al: Pregnancy out- come in women with type 1 and type 2 diabetes mellitus in a retrospective multi- institutional study in Japan. *Endocrine Journal*,61:759-764, 2014

(12) Mills JL, Baker L, Goldman AS: Malformations in Infants of Diabetic Mothers Occur Before the Seventh Gestational Week, Implications for Treatment. *Diabetes*,28:292-293, 1979

(13) Eriksson UJ, Hakan Borg LA: Diabetes and embryonic malformations. Role of substrate-induced free oxygen radical production for dysmorphogenesis in cultured rat embryos. *Diabetes*, 42: 411-419 1993

(14) 赤澤昭一 「糖尿病における奇形の発生機序」『糖尿病と妊娠』１：8-11, 2001

(15) 東桂子 「ＮＯＤマウス胎仔膵に及ぼす母体糖代謝異常の影響」『東女医大誌』、55:456- 462, 1985

(16) Omori Y, Hirata Y: Diabetes and Pregnancy in Japan. *MEDICOGRAPHIA*, 7: 20-24 1985

『糖尿病と妊娠』21巻2号（二〇二一）より転載

初めて体験したオンラインによる学会

二〇二〇年一一月一三日、一四日、一五日の三日間、合同で京都において開催されることになっていた第六回国際糖尿病・妊娠学会（Meeting of IADPSG）と第三六回日本糖尿病・妊娠学会は、二〇一六年三月にアルゼンチン、ブエノスアイレスで開催された第五回の同会委員会で決定されていたので、会長の平松祐司理事長、副会長の杉山隆現理事長の指揮下で、万全の準備が進められていた。

二〇二〇年初頭から新型コロナウイルス感染が蔓延してパンデミックとなり、国際学会はもとより、ついに世界各国内の学会もすべてオンラインの開催になってしまった。当然のことながら、京都で開催される予定の第六回国際糖尿病・妊娠学会もオンラインで開催されるという通知を六月にいただいた。学会の類は年に数回は出番があり、さらに病院における人前での教育講演的な行事は日常茶飯事であるから、学会で講演することは十分経験を積んできたこともありストレスにはならない。

しかしオンラインで開催される学会は初めてである。

この年齢になって初めての経験といえば新型コロナウイルスもそうであるが、人様の前でしかも国際学会であり、あたふたすることは許されない。

ＩＴに強い友人や親類に聞いても「オンライン学会はやったことがないから、いいアドヴァイスができなくてごめん」という答えばかりであった。そんな不安の中に「講演時間は英語30分、日本語30分でお願いいたします」という連絡まで届いた。人生の長い道のりの中で、叩き上げ積み重ねてきた経験とは全く異なる新しいことをしなければならないのは、時代の進歩であろうと理解はしても、すぐさまオンラインに溶け込むことは難しかった。

そんな時、ふっと口をついて出てきた言葉がサムエル・ウルマンの「青春」であった。

青春とは人生のある期間ではなく、心の持ち方を言う。薔薇の面差し、紅の唇、しなやかな肢体ではなく、たくましい意志、ゆたかな想像力、炎える情熱をさす。
青春とは人生の深い泉の清新さをいう。

青春とは怯懦を退ける勇気、安易を振り捨てる冒険心を意味する。ときには、20歳の青年より60歳の人に青春がある。年を重ねただけで人は老いない。理想を失う時初めて老いる。

歳月は皮膚にシワを増すが、熱情を失えば心はしぼむ。苦悩・恐怖・失望により気力は地に這い、精神は芥になる。

60歳であろうと16歳であろうと人の胸には、驚異に魅かれる心、幼子のような未知への探究心、人生への興味の歓喜がある。君にも吾にも見えざる駅逓が心にある。人から神から美・希望・喜悦・勇気・力の霊感を受ける限り君は若い。

霊感が絶え、精神が皮肉の雪におおわれ、悲嘆の氷にとざされるとき、20歳であろうと人は老いる。頭を高く上げ希望の波をとらえる限り、80歳であろうと人は青春にして已む。（宇野収、作山宗久訳）

この詩の載っている宇野収、作山宗久著『青春という名の詩――幻の詩人サムエル・ウルマン』は、東京女子医科大学の現役教授時代、学会でお目にかかった関西医科大学内科第一の鉄谷多美子先生にいただいたものである。

この詩にあと押しされた私は、人間として一歩前進する覚悟が出来、オンライン学会の準備が難なく出来たように思う。学会コンヴェンションに問い合わせたら「撮影できるビルで簡単にできますから、講演内容を反映したスライドをしっかり作ってきてくださることが条件です」ということであった。それで少し不安が解消された。

英語・日本語2種類の30分用の講演スライドを作り、ネイティヴのイギリス人に英語のチェックを受け、八月に銀座にあるその撮影所に出かけた。学会は一一月だから冬服まで持参したが「あぁ、その夏服のままで大丈夫」ということであった。

撮影中に自動車の雑音が入ったので、そこだけ取り直しをさせてくださいと言われたが、その他は「はい、OK」ということで難なく終了できた。この学会発表は、実は本書104頁に掲載されている"Lifetime Achievement Award"の受賞講演であった。オンライン学会では本人は当日、何もすることなく気楽に聞く側に回れるのである。

英語の発音の下手は、昭和一桁生まれに免じてお許しを願うとして、オーストラリアの友人が、「Yasueとても良かったぞ、新型コロナウイルス環境下のため、家の中で座って聞いていたが、妻と一緒にStanding Ovationをしたよ」とメールをくださったのが最高の賛辞として嬉しかった。

初体験の結果は、サムエル・ウルマンの詩を読んだときと同じ高揚感と勇気をいただいたように思う。

グローバル・ジェンダー・ギャップ・インデックス

日本語に直すと世界における男女格差指数であろうか。ジェンダー・ギャップ指数は世界経済フォーラムが二〇〇六年から公表しているレポートの由である。

辞書によるとジェンダーgenderとは「生物上の雌雄を示すセックスに対し、歴史的、文化的、社会的に形成される男女の差異。また、その差異にたいする知識」と書かれている。指数は経済、教育、政治、保健の４分野における14変数を総合して結果が出されるといわれている。

二〇一九年、日本のジェンダー・ギャップ指数は調査対象153ヵ国のうち121位で、その前年の110位からさらに順位を落としている。

赤松良子先生（労働省婦人局長から、ウルグアイ大使や文部大臣を務めた方）は、二〇一九年九月一〇日と二〇二〇年一月一〇日発行の「ＷＩＮＷＩＮニュースレター」に「時代を視る」というタイトルで次のように書いておられる。「日本の女性は勉強もよくし、まじめで意識も高いぞと、実感出来るのだが、国際的な指標では100位以下を低迷しているのは全く心外である。教育も経済でも労働力率は高いが、管理職、専門職になると、ランクが落ちてしまう」と大先生もお嘆きである。

私は医学の中でも糖尿病を専門として生きて来たので、患者さんとの交流を除けば社会的常識は極めて狭い人間である。それでも、日々のニュースの中に取り上げられる人たちを見ても、日常交流のある周りの方々を見渡しても、能力に男女差はないと感じさせられる。尊敬できる人格者、識見の高い学者や先輩女史など、素晴らしい女性は、日本にもごまんとおられる。

二〇二〇年三月八日、毎日新聞「余録」に「マーキュリー計画」を支えた黒人の数学者キャサリン・ジョンソンさんが101歳の生涯を閉じたという書き出しで、短いが彼女に関するストーリーが掲載されていた。感動で新聞を持つ手が震えてしまった。先進国米国においてすら、かつては優秀であっても黒人であるがために受けた差別には、胸を引き裂かれるような痛みを感じさせられる。そうした彼女たちの忍耐が、社会を変えていく礎石になったのであろう。

日本におけるジェンダーギャップ指数の低さと、自分の専門分野の歴史が非常によく似ているので、最も大切なことは、先ず男性の意識改革ではないかと私は考えている。

私は糖尿病専門医で、その中でも、「糖尿病と妊娠」の分野を自分の臨床、研究の対象にしてきた。インスリンが発見されるまでは糖尿病者の妊娠は悲惨を極め、胎児は子宮内死亡し、母体は感染症か糖尿病昏睡で死亡するのが通例であったと記載されている。

一九二一年、バンティング、ベストによってインスリンが発見され、不可能が可能に変化した。欧米では直ちにインスリンを使用して女性糖尿病者の妊娠・分娩の歴史が始まり糖尿病を持つ女性に幸福がもたらされた。

しかし、わが国では約40年後の一九六〇年でもまだ「糖尿病があると危険だから妊娠させるべきでない」という不文律があった。

一九六〇年一二月、私は「安産ですよ」といわれながら何故か死産を経験した。産後、筆舌に尽くし難い身内喪失の悲嘆のなかで、糖尿病の診断もつかず死産をした二人の紹介患者さんの受持医になった。患者さんとの悲嘆の共有が動機になって死ぬように学習をし、日本の「糖尿病があると危険だから妊娠させるべきでない」とする不文律は間違っていることが判り、欧米から学び「糖尿病と妊娠」の分野を確立した。一九六一‐六二年のことである。

以来、生涯をかけて糖尿病と妊娠の臨床、研究に努めてきたが、男性社会はこうした女性の活動を認めてくれる人が少ない。心から日本男性の女性に対する意識革命を望む次第である。

小川正子は一九二九(昭和四)年、東京女子医学専門学校卒業後、長島愛生園にてハンセン病患者救済の使命に生きた。著書に『小島の春』がある。肺結核で死亡。享年41。

こんな古い時代でも女性の活動は枚挙にいとまがない。

今、医学も含めて尊敬できる素晴らしい女性は目がくらむほど社会で活躍しておられる。ジェンダー格差指数を上げるには、やはり殿方の意識革命が最優先ではないかと思っている。二〇二〇年八月一五日、毎日新聞に掲載された、松田青子著『持続可能な魂の利用』

に対する白井聡評の中に、「その本質とは、この国では女性の人格的尊厳が認められていないという事実だ」という1節があったが全く賛同する。

何時死んでもいいと思える年になって考えること

85歳までは置かれた環境の中で、自分に与えられた仕事を本当に無我夢中でこなしてきたように思う。粋がって言っているのではなく、人様が喜んでくださるなら、どんなに辛くても優しい医療に全力を捧げるべきだと本気で思い実行してきた。そしてウィリアム・オスラーが医学生のために与えた名言――「我々がここにあるのは自分のためではなく、他の人々の人生をより幸せにするためである。医療とはただの手仕事ではなく技術である。商売ではなく天職である。すなわち、頭と心を等しく働かさねばならない天職である」(日野原重明、仁木久恵訳『平静の心』より)を目標にして心に秘め診療してきた。

しかし85歳を過ぎる頃から自分の死生観が頭をもたげ、何時死んでもいいと思える準備をしておくことが大切であろうという考えが忍び込み、その思いは日に日に強くなってきている。

そんな思いの中で、今まで一度たりとも人に話したことのない経験を書いておこうと思い立ったのである。それは男女平等と男性の意識革命を願う話なので、若い人々のために何らかの役に立てば嬉しいと思う次第である。

すでに「私が師事し薫陶をうけた4人の恩師の名言」に記載した通り、私は恩師に恵まれて厳しく育てられた。そして4人目の恩師、平田幸正先生からは「貴方は次期糖尿病センター長にならなくてはならない人だから、そんなエッセイなんか書く暇があったら一つでも多くの医学論文を書きなさい」と叱責、指導されて過ごした。こんな私がセンター長の席を汚していいものだろうかという謙虚な疑念と、ご推挙に応える活動をしなければという思いが綯い交ぜの中で、センター長への就任が決定されたのが一九九一年二月であった。

一九九一年三月に第二五回「糖尿病学の進歩」が弘前で開催され、レクチャーをする役割があったので、羽田空港に行ったら九州からおいでになった某大学教授とばったり出会った。

「平田先生の後任はきまったか？」「はい、決まりました」「誰や、池田はんか」「ええ？池田先生は候補者ではありませんでしたよ」「そうか、そや誰や」「すみません、私ですけど……」相手は黙って下を向いて搭乗口に向かって歩いて行った。

心も凍りつくようなこの反応に私は仰天したが、冷静に、冷静にと心を沈め、その後この話は洩らすことなく今、初めて公表している。

彼は、糖尿病学会でよくお目にかかり、東西統合前の東ドイツのカールスブルクの糖尿病センターにも一緒に招待されて「こんなところまで良く一人で来られたなー」と感心してくださったこともある教授であるので、私の学会内の活動は、存分に知っている筈なのに何と言う反応であることか。完全に女性無視か蔑視としか考えられない。

しかし私はこの日の思いがけない屈辱をバネに、初の女性糖尿病センター長としての役職を果たすことに思いを転換し、努力し続けた。大学であるから教育は完璧に、病院の収入は1番に、留学生も可能な限り増やし、全員に学位を取らせた。外来患者数は1日平均500人となり、最高700人の日が1回だけあった。外来担当者は午前午後10名で本当によく働いたと思う。

これにはもちろん、現・東医療センター長の内潟安子先生、現・糖尿病財団理事長の岩本安彦先生や、秘書、研究助手の嶺井里美さんなどの絶大なご支援があったことが大きいが、女性蔑視への悲嘆と反発がエネルギーになったことも事実である。ついには日本糖尿病学会の大会で初の女性糖尿病学会会長を一九九七年五月に努めさせていただいた。何事も女性だってやれば出来るのである。

ただ二千年の長い歴史が「男は外で働き女性は内にあって家事を守れ」と言う役割分担を作って長かったので、男女平等には、女性の強力な意欲と、男性の強力な意識革命がなければ容易に実現するのは難しいように思われてならない。

朝顔の花よ、ありがとう

毎朝、毎朝、今日は何色が咲いているかしら、何輪咲いているのかしらと、ドキドキするような期待をかけて雨戸を開けるのが朝一番の楽しみであった。前日は五輪も咲いてくれたのに、本日九月一九日はついに一輪も花をつけず、終わりを告げられた。鮮やかな赤、ブルー、白、淡紅色の４種の花が咲き、茶系の団十郎がないのがちょっと淋しかったが、夏中、十分楽しませていただいた。

毎年こんなに美しい爽やかなお花を送ってもらい、暑い夏の生活を豊かにしていただきながら、この朝顔を何時からいただき始めたか、今は全く覚えていなくて申し訳ないが、20年以上は続いていると思われる。朝顔市は江戸時代からあったといわれている。台東区入谷と、江戸川区小岩の異なる地域の二人の患者さんから、毎年必ず送られてきていた。

朝顔市の人気が一般市民に浸透し、興味を持たれ愛好されている結果ではないだろうか。

入谷の患者さんは、昭和四〇年代、東京女子医科大学第二内科（小坂内科）の時、34歳で紹介された初診患者さんであった。血圧も少し高く尿蛋白も陽性で、血糖コントロールのされていない、合併症の始まっている典型的な患者さんであった。

私も講師になったばかりであり、絶対にコントロールをよくして透析を回避してあげるべきだと心に誓い、すぐにインスリン治療も始めた。患者さんは初期教育をよく守りコントロールもすぐ良くなり、やがて料亭の女将さんを継ぎ、私の定年まで元気に通院を継続された。腎機能低下の様子もなく普通の生活を元気にこなしておられた。

一九九七年、私の定年後は近医にまた戻られていたが、入谷の朝顔は判で押したように、七月になると届けてくださり交流は続いていた。腎不全がおきたといって連絡があった時、東京女子医科大学糖尿病センターの馬場園哲也先生にお願いして血液透析が始まって、約3年が過ぎた二〇一八年に、彼女からの朝顔の交流も悲しく途絶えた。

江戸川区小岩からの朝顔も30年以上の長いお付き合いの患者さんからである。台東区入谷からとほぼ同じ時期に朝顔をいただき始めた。

東京女子医科大学特定関連クリニックの戸塚ロイヤルクリニックで診療を続けている患者さんである。糖尿病特有の三大合併症はないが、人生それなりの併発症に苦しめられ、それを克服しながら、大のオペラファンで何時も海外旅行を楽しんでおられる。

この患者さんの様子は、医師で、31歳で糖尿病を発症しながら、糖尿病協会や国際糖尿病連合(IDF)を創設したロバート・ローレンス先生が「糖尿病を持つ全ての人のWell-beingを向上させること」と述べている通りである。

私は送ってくださる朝顔は、枯らさず、涼やかな花を咲かせてもらうようにと、祈りを込めて朝、夜に水を与えている。そのことを患者さんに感謝を込めてお話しすると、「うちは大抵3日で枯らしてしまいますよ」というお答えであった。

私は朝起きると、二階からとんとんとんと階段を駆け下り、雨戸を開けて冒頭に書いた花々に目をやるのである。そして、一九九四(平成六)年六月一三日、時の天皇、皇后両陛下がUSAをご訪問の際、その歓迎式典でクリントン大統領がスピーチの中で述べ、日本人の多くがそれを知らなかったといって有名になった橘曙覧(たちばなあけみ)の「独楽吟(ひとりたのしめるのうた)」を反復するのである。

たのしみは　朝おきいでて　昨日まで　無かりし花の　咲けるを見るとき

ご縁があって長期間治療させていただいた患者さんからの朝顔、今なお治療が続いている患者さんからの朝顔には、毎朝、清々しいきれいな感動と、感謝の気持ちを与えていただいた。

朝顔の花よ、ありがとう、である。

4 彼岸花の鎮魂歌

『彼岸花の鎮魂歌』（時空出版）より転載
再録にあたり多少の加筆を行なった

私の男女平等

男性の書いた太閤記や源頼朝を読んでいた私たちの目に、女性作家である橋田壽賀子、永井路子、澤地久枝の書いた『おんな太閤記』『草燃ゆる』『妻たちの二・二六事件』などは、かつて男性の感性では表現されたことのない物語を展開し、女性の視点から見たらこうなるという新鮮さは感動を与えた。同時に女性が、女性の視点で物を考え、表現することがいかに大切であるかも教えられた。

以前、作家渡辺淳一が『解剖学的女性論』という本を出版した。男女平等が唱えられても、男女は構造的にも異なり、本質的に違うものであるから、女性は何より、やさしくなくてはならないといったことが書かれてあった。

私たちが若かりし頃の主任教授であった小坂樹徳先生は、解剖学的男性論が書けるような女性が出ない限り、本当の意味の男女平等はないのではないかと言われた。昭和四〇年代はまだ、男女医の給料に差があり、世間が女医の質を低く見がちな時代だったので、「女医たちよ実力をもちなさい」と鼓舞されたお言葉として、とても心に染み込んだものであった。

一九八二年、私はエッソ石油株式会社がつくった「女性のための研究奨励金」の第一回受賞者の一人に選ばれた。何の関わりもない見知らぬ会社から、しっかり研究してくださいと、一〇〇万円もただでもらった感激に小踊りして家に帰ったら、わが夫は、「女性のためにという賞をもらって喜んでいるようでは、アナタも本物ではないね」と冷やかに言ったものだ。医者という仕事をする以上、女性も男性もないのではないかというのが彼の持論である。この賞に関しては、女性の研究者が恵まれていないことに気付いたエッソが援助の手を差し伸べてくださったわけだから、本物であろうがなかろうが、私たちは大変喜んで拝受したわけである。

考えてみれば、私はいつも勝手に女性になったり、中性になったり、時に男性になったり、都合のいいように使い分けて生きているように思う。そのとばっちりを一番被っているのが夫なのかもしれない。

本当の意味の男女平等は、男性の特性、女性の特性がうまく生かされて、共存共栄の社会づくりが上手に出来上がっている状態ではないかと思っている。

出生直後の新生児の予後を示すアプガースコアは、女性の麻酔科医がつくり出したものである。ヴァージニア・アプガー Virginia Apgar が女性であることは、意外に知られていない。ＡＰＧＡＲは何の略ですかと質問を受けたことすらある。アプガースコアは、いかにも女性特有の細やかな観察眼から生まれたものであるように思う。

二千年の歴史を男性が主軸となって築き上げ、男性優位社会が繁栄してきた。女性は妊娠、育児という天命を担っているので、この仕事上のハンディを背負って男性と同じ世界に生きるためには、特に医学の世界の現状では、男性より三倍多く働くか、アプガーのように女性の特質を生かした仕事をするかしなければ、お仲間に入れてもらうわけにはいかない。男女平等は実際は大変しんどいことである。

一九八九年九月の末、「森山・高原両長官御就任を祝う会」に招かれ参列させていただいた。知人、友人で喜び合いお励ましましょうという趣旨だったので、出席者の大部分は女性であろうと予測していた。派手にならず失礼にあたらないよう、服装に気をつかって出かけたので驚いてしまった。半数以上は男性で、あたかも黒い背広の集団であった。高原須美子長官は、一橋大学出身だから、そういえば男性の友人が圧倒的に多いわけだ。

スピーチも女性のみに傾かず、森山真弓長官側のメインスピーカーは90歳の藤田タキ先生、高原長官側は、小説家の井上靖氏であった。藤田タキ先生は、かつての津田塾大学学長にふさわしく、「偉くなっても教え子はいつまでも教え子として気になるものです」と海より深い師の愛情を披瀝された。井上靖氏は、本覚坊遺文と高原家との関わり合いから始まって、何十年にもわたる交流を述べ、「あまり衒(てら)わずにそのままの姿でがんばってください」と胸を打つ文学者らしい話をされた。両長官もユーモアに富んだ、さすがの返礼を述べられて素晴らしい男女平等の会であった。

女性の長官をお祝いするのだから女性の会であろうと思う、およそ時代遅れの自分の発想を大いに反省させられた。世界は大きく変わっているのだ。

しかし、職場における男女平等の姿は別としても、男性と女性は、生物学的には著しく異なる。2ヵ月後、食糧栄養調査会の主催する「男・女のフォンヘル」(Food, Nutrition, Health

の略）というシンポジウムの司会を仰せつかった。

なかでも「ホルモン支配における男女の差異」と題する大阪医科大学教授・大沢仲昭先生のお話は、より神秘に富んでいた。なぜか分からないまま、男女の差は明確である。男女を決定する性染色体のうちXには、遺伝子が250個も存在することが明らかにされているが、男性を決定するY染色体には僅か数個の遺伝子しか見つかっておらず、Y染色体そのものは、ほとんど生存には必要ないという。女性の側からすれば、男性は常に強い存在の象徴であるから、たまにそれほどの弱さもあってもいいのではないかとも思われる。

ダグラス・マグレガーの唱えるテオリーXとテオリーYは、この性染色体と同じX・Yを表わしているのだろうか。前者は、人間は根本的に怠惰で、絶えず監視が必要であるとし、後者は逆に、人間は根本的によく働き、責任感が強く、支えられ励まされさえすればよいという考え方である。[*] X、Yは便宜上の偶然であろうか。どうもテオリーXのXは、女性を意味しているのではないかと意識してしまう。

男性を表現する男性ホルモンのテストステロンは、加齢で衰退することはない。死ぬまで男性としての尊厳を保ち続けるが、女性ホルモンは、50歳前後で急速に衰え、完全に再生産の機能を失う。男性の中の女性ホルモンは、睾丸でつくられるが、女性の中の男性ホルモンは、卵巣ではなく副腎でつくられる。こんな差異を考えていくと、まことに男性と女性は異質なもので、その異質を異質の人格として認め合い補い合う生き方をしない限り、男女の共存共栄は成立しないように思われる。

＊菅原眞理子著『米国きゃりあうーまん事情』

吉野の桜　学・術・道

アフリカの原野に咲くジャカランダの花は、紫紅色の大木で大変美しいが、桜の花のあでやかさにはとてもかなわない。匂うようにたおやかな桜の木が、二千年近くも生き続けることが出来るのを知って、私はその底力に感服し、ますます桜の花が好きになってしまった。

東京慈恵会医科大学学長・阿部正和先生は、学生に対する最終講義で、「臨床医学は、学と術と道とより成る」ということを説いたという。どんなに術に長けていても、その基礎に学がなければその術は無に等しいし、どれほど深淵な学をもっていたとしても、術が拙劣であれば患者の信頼は得られない。学と術が優れていても、医の道を心得、かつ実践しなければ、よい臨床家とは言えないというのである。

「学と術と道」この含蓄ある言葉のどれをとっても、臨床家としての自分には乏しいものばかりなので、こういうものを兼ね備えた先達には、このうえない敬慕の念を抱くわけであるが、桜の花にも同じ感慨をもつのである。人の心を魅了するように咲き乱れて美しいだけでなく、何百年という厳しい風雪に耐えて生き抜く神秘を秘めた力に心から脱帽するのである。好きで愛しているから桜の思い出は多い。

一九七〇年に医療使節団の一人としてアブダビに派遣されたことがある。当時アブダビがどこにあるのかと聞いてみたが、医学関係者の誰も知らなかった。たった一人、高校時代の物知り同級生が、「アブダビ土侯国のことでしょ、アラビア半島の右側にある小さな首長国よ」と教えてくれた。女性を診察するのは女医でなければならないという掟があるから、どうしても女医が必要であると使節団に説明された。私の持っている地図に、アブダビは見当たらなかった。今とは全く違って情報がほとんどなかったが、かろうじて知り得たことは、最近石油が出ることで注目され始めた砂漠の国で石油発掘のために日本から二つの企業が進出していること、日本女性の入国は史上3人目であること、遊牧民が少しずつ定着し始めて都市が形成されようとしているということであった。

当時の私は内科講師で、私的には8歳と7歳の一男一女の母であった。幼い子どもを置いて1ヵ月近くも日本を留守にしなければならない。私の役目は、王族の女性の診察であるが、ハレムに診察に行って帰してもらえなかったらどうしよう、このまま女医としてこの国に残ることを命ずると言われて捕えられたらどうしようなど、事情がよく分からないために、不安が不安を呼んで、ついに生きて帰れなかった場合まで想定して出発した。日本国政府からの依頼ではないにしても、東京女子医科大学のみならず、日本の女性を代表する使節であるという誇りと使命感が、アブダビ行きを支えてはいたが、子どもにさよならを言う時は、胸をえぐられるような思いで、別れの言葉は声にならなかった。

毎年同じ所に咲く桜であるが、その出発の日に見た八重桜は、幾重にも重なって、青い空に映え微風に動いて格別美しかった。これほどきれいな桜を見たことはない。死を覚悟して眺めたあの八重桜は、散ることなくいつまでも私の心の中で咲き続けている。

高遠(たかとお)の小彼岸桜、巨木の神代桜、宇野千代の『薄墨の桜』に魅せられて見に行った根尾谷の桜など、それぞれ忘れ得ぬ思い出がいっぱいあるが、吉野の桜は学、術、道にも相通じる思い出の桜である。

一九八六年四月末、大阪府立母子センターで糖尿病と妊娠の講義をしたあと、奈良で開業している同級生の誘いを受けて吉野の桜を見に行った。今年は下千本、中千本の桜が一度に花開いて、いっせいに散ってしまったとかで、奥千本の山桜が僅かに清楚に花吹雪を散らしていた。吉野の桜は、小さい時から見たいもののひとつであった。

「吉野山　かすみの奥は知らねども　見ゆるかぎりは　桜なりけり」

満開の桜の下で、月を眺めながら死ぬことを願ったという西行法師の跡も、ぜひ訪ねたいと思っていた。

花の盛りの時期を過ぎていたので、日曜日にも関わらず人影はまばらであった。静寂に誘われて、ふと立ち寄った大日寺で思いがけないものを見た。大日如来を中心に、五体の五智如来の端正なお顔は、満開の桜のおよびもつかぬ美しさであった。喜びを人に分かち合うという無量寿如来、分かち合うことを喜べる不空成就如来、正しいことを考え、正しい方向にものをすすめる阿閦如来など、人間が一人で成し遂げ得ないことを、この5人の如来は特徴を出し合い補い合って、仏の涅槃の境地に達しようとしているのだという。医療の中のチームワークにも似ているように思われ、五智如来が渾然一体となって、完璧な学、術、道を示しているようにも見えた。

藤原時代につくられたというこの五智如来像のえもいわれぬ内面の美しさに近づこうとして、吉野の桜は毎年、毎年、咲いては散り、咲いては散りを繰り返しているのかもしれない。

美しいもの

真理を探求することも善行を積むことも難しいことであるが、美しいものは世の中にたくさんある。しかし真善美は三位一体で、三つはことごとく同じようにも思える。インスリンを分泌する膵臓のランゲルハンス島でも、染色されたＡ細胞、Ｂ細胞、Ｄ細胞の並ぶさまは、科学を超えた芸術品の美しさを感じる。細胞紳士録の隣の頁に出てくるどの紳士たちも、たとえそれが髭面であっても、皆それぞれに美しい。

長い間、私はこの世の中で最も美しいものは、サンピエトロ寺院のミケランジェロがつくった「ピエタの像」であると思っていた。十字架から下ろされたキリストの屍を、膝に乗せて慈しむマリアの顔の崇高さは、固唾をのんで沈黙するしかない。仏教の世界で、完全な人格とは正直と慈悲と柔和の心をもった者を言うそうであるが、死せるわが子を抱きかかえたマリアの怒りと悲しみを超えたこの愛の姿こそ、完全な人格そのものではなかろうか。まだ25か26歳にしかならないミケランジェロが、どうしてこれほど気高い内面をもった彫刻をつくることができたのであろうか。

新薬師寺の十二神将（しんしょう）の一つに、「伐折羅（ばさら）」と呼ばれる怒りを表わした天平塑像がある。それに魅せられた平山郁夫教授の話をテレビで聞いた。伐折羅はピエタの静の美しさと正反対に、外に向かって人を圧する動の表情を表わしたものであるが、この忿怒の表情には品格があり、えも言われぬ美しささえ感じる。通常怒る姿は見苦しいとされているが、怒りも八つ当たりでなく、人の嘘や間違ったことに対する正直な怒りであれば、それはそのまま真、善、美なのであろう。

同じ正月休みの午後、テレビで曜変天目（ようへんてんもく）茶碗を見た。作家の宮尾登美子氏が新調した紋付の礼服を着て、茶碗に対面に行くところから画面は展開された。日本に3個しかないというこの天目茶碗の美しさに、私はピエタの像を初めて見た時に感じたのと同じ種類の感動と、足が震えるような戦慄を覚えた。太陽の光に当たって怪しげに輝く茶碗の美しさは、ピエタの気高さとは異なり、凛（りん）とした気品と威厳を備えた壮大な美しさだ。

長い間心の中にしまっていたピエタへの感慨は変わるものではないが、曜変天目茶碗の美しさによって、自分の心の世界がいかに小さいものであるかを改めて知った。

私は、自分の心も学問も含めた視野の狭さを嘆く時に、いつも視野の大きかった吉岡弥生先生を思い出す。弥生先生が東京女子医科大学の前身である東京女医学校を創立されたのは、一九〇〇（明治三三）年であった。弥生先生29歳の時である。

大学の沿革史によると、弥生先生が女医学校を設けて育成しようとした女性は、医師として男性に伍して一歩も遜色のない職業婦人であって、専門的な職業教育によって経済的に自立できる女性、男性に従属しない女性の養成を目標としたと書かれている。

今でこそ、女性の本当の独立は経済の自立なくしてあり得ないと誰もが考えているが、明治三〇年代にすでにこんなことを考え、実践した女性が東洋にもいたということは驚異である。彼女は医学教育の中に「至誠」の心を盛り込むことに力を注いだ。

残念ながら、私たちは弥生先生の授業を聞くことも、講話を聞く機会もなかったが、女子医学専門学校を創設し、多くの婦人活動を実践した弥生先生の面影は、決して居丈高な女傑ではなく、ピエタのマリアに相通じる柔和な温顔を持つやさしい母親像である。

女性、男性に限らず、医学校を創設するのに苦しみや困難がないはずはない。そのうえ明治のあの時代に、女性が女性のために医学専門学校をつくることがどれほど大事業であったか。東京女子医科大学に入学した新入生が必ず見せられる映画「道ひとすじ」は、先生の生い立ち、医学校から医学専門学校へと形を整えていく苦難に満ちた過程が感動的に映し出されている。男尊女卑の思想の強い世相の中で、女性にも専門教育をと叫んだ先生は傑出した大人物であったに違いないが、「道ひとすじ」の中には、弥生先生を中心に多くの人びとの支えやチームワークによって、大偉業が成し遂げられたことが生き生きと語られている。ここではピエタの像の静の美しさとまた違った人の和の美しさを感じる。

毎年五月二二日は弥生先生の命日で、東京女子医科大学では吉岡弥生研究奨励金授与式と弥生記念講演会を開いて創始者の遺徳を顕彰している。

野に咲くベロニカ

遺伝子工学を応用して作られたヒトインスリンやヒト成長ホルモンが、どんどん臨床の場で使われるような現在、ハンセン病（癩病）の話は少々古いかもしれない。

一九八一年一二月二四日、敬虔なクリスチャンの後輩、シスター柏本から一冊の本が届けられた。「私たちの大先輩で癩者のために献身された林富美子先生の自叙伝的な本です。深い感動にとらわれました。先生にもこの感動をお伝えしたくお送りいたします」という添書きがついていた。林芙美子ならよく知っているが、林富美子先生は存じ上げない。東京女子医科大学同窓会である至誠会名簿をめくってみたら、一九二九年の卒業で、かなりご高齢の先輩であられることがわかった。『野に咲くベロニカ』（聖山社）、ちょっと淋しい表紙のひっそりした題名ではあるが、今から半世紀前の日本には、社会の不当な偏見思想のために迫害を受けたハンセン病患者が、人の目を覆わしめるような姿で巷を歩いていたという書き出しで始まる緒言を読んで、私はもうこの本に魅入られてしまった。暮までの一週間の間に、仕上げなければならない論文を三つも抱えているというのに、その夜はもうこの本から離れることができなかった。

医学生の時、癩病の講義は受けたが、1例も症例は見たことがなかったので、後年、酷暑のインドでカルカッタの夜の町に癩者の群衆を見たときは、気絶しそうなショックを受けたものだ。しかしこれと同じことが昭和の日本にもあったことを、この本によって知らされた。この本は道一筋に誠実に生きた一人の医師の単なる自叙伝ではない。もはや私たちが知り得ない悲惨なハンセン病の、救癩事業台頭から撲滅までの見事な昭和史といえる。沖縄におけるハンセン病患者の実態を読んで泣かない人がいるだろうか。清冽な文章の中に書き込まれた、慈愛に満ちた林先生の病者に対する心は、学会や会議の多忙の中で走り回っている私の心を揺さぶった。清められ、洗われ、昂められ、読後しばらく、私は愚痴っぽくものを考えることすら恥じる思いであった。

一九八一年末頃に、富士見産婦人科事件が大きな社会的波紋を拡げ、医は算術とか、現代はまるで悪徳医師のかたまりのような批判の風潮が満ちている時であった。たまたま、私は新年一月五日にフジテレビの「奥様ニュース」の中で、病気の話をしなければならないことになっていたので、日本の医療は決して荒廃いたしておりませんという論旨で、この『野に咲くベロニカ』を紹介させていただいた。もちろん、林先生とも出版社とも何の面識もなかったのだが、私の後輩が私にしてくれたように、私もまたこの本のもつ感動を多くの人々と分かち合いたかったからである。

私のテレビ放送のことを人づてに聞いて、今は老人病院に勤める林先生から、すぐ便りをいただいた。「痛い程うれしい御厚情が胸に暖かくもえています。うけとめて下さったことだけ、それだけでも嬉しいことですのに」というお礼に添えて、「只今百八人の病老人と共にいます。(中略)物言わぬ老人、家庭でも社会でも必要でないとされた老人の孤独は、ハンセン氏病の病友ににていてもっときびしい、そこしれぬ罪の深さを思います。そのひろがりの広さにおいて。しかし元気を出して働きます。老人である私自身がさわやかに元気であるということが、ここの老人たちに最も必要なエネルギーですから。私にとっては又若い人達のエネルギーが大切です。私を活かしてくれます。心の支えなくして老人は生きてゆけません」と書かれていた。美しい毛筆の筆跡であった。

ベロニカは、和名を「いぬふぐり」という帰化植物で、厳しい冬の終わりに咲く野草である。「いぬふぐりは東京にもあるのかしら」と言ったら、大きな庭を持つ友人がすぐ摘みとって、小さなかごに活けて持ってきてくれた。林先生のご本から受ける印象によるのであろうか、ベロニカは可憐な中に恐ろしいほどの気品が感じられた。

聖書の中のベロニカは、十字架を担いでゴルゴダの丘に引かれてゆくイエスの顔の汗と血を、かけ寄って拭ってあげた婦人であるという。苦悩の闇で嗚咽する癩の病友のために働いた数多くの看護婦たちもまた、ベロニカに他ならないと林先生は書いている。

幼い日、小川正子の『小島の春』に鼓舞され、人生の峠を越えようとする今、またこのような書物に巡り合えて私はとても嬉しい。

私も一生懸命努力して現代のベロニカになるよう精進したいと思っている。この本がご縁で、林先生とはとても近しいペンフレンドになってしまった。無償で人に尽くすことがごくあたり前に出来る先生から、いつも無言の教訓を沢山いただいている。先生はその後、お年寄りをスケッチした看護師さんの絵に詩を添えて『夕暮になっても光はある』(聖山社)

という本も出版され、朝日福祉賞、エイボン女性年度賞の教育賞に輝いた。

ペンギンパレード

第四回目の「アジア・オセアニア糖尿病シンポジウム」という会議が一九八四年一月二五～二七日の三日間、オーストラリアのメルボルンで開催された。これは日本の故・辻昇三先生が創始された国際的なシンポジウムで、5年に一回開催されている。一回目と二回目が日本、三回目はハワイ、これが四回目というわけである。アジア・オセアニアにおける糖尿病の疫学、特質を浮き彫りにし、欧米のそれと比較研究を行うことが初期の目的であったと思う。第三回目のハワイでは、聴衆のほとんどが日本人なのに、英語で発表しなければならないという照れ臭さがあったくらい、アジア・オセアニアの感が深かった。

今回のメルボルンは、オーストラリアの国の成り立ちから、やむを得ず欧米志向になったのか、または英語のできる糖尿病の一流の研究者は、どうしても欧米に多いというのか、

10題あったシンポジウムのほとんどが、米、英、独、オーストラリアの人びとで占められ、日本人のシンポジストは、約1割に満たない程度であった。東京女子医科大学糖尿病センターからは、平田先生と、大森、秋久、新城の四名が参加し、各自が専門分野の研究報告を行った。

平田教授は、チェアマンも兼ねられご多忙であったが、独特のユーモアをきかせた司会ぶりは、人びとを笑わせながら、日本人の実力を他国の人びとに充分印象づけておられた。

本学会のハイライトともいえる辻昇三教授を記念した辻メモリアルレクチャーは、会長のジンメット教授が行った。南太平洋諸島の糖尿病の分布、特質、島民の近代化における影響、肥満など、広域、大規模な調査の結果から2型糖尿病の成因に迫る発表を行った。鳥の糞からできた燐鉱で、一躍世界一の金持ち住民になったナウル島の島民6割が肥満で糖尿病であるというのも、彼らの調査によるものである。糖尿病の症状を **Polyphagia**（多食）、**Polydipsia**（口渇）、**Polynesia**（ポリネシア）とすべきだと、そんなジョークがポンポン飛び出てくる。

メルボルン大学の知人が、オーストラリアに来たら何はさておいても、ペンギンだけは見てお帰りなさいという。南極大陸のほかに、ペンギンの生態を目のあたりに見られるのは、フィリップ島を除いて地球上のどこにもない。メルボルンから南へ七〇キロメートルくらい南下したフィリップ島に行けば、日没を機に、フェアリーペンギンの大群のパレードが見られるというのである。ペンギンは日中、南の海を遠泳して小魚を採り、夜集団で陸に上がり、各自の愛の巣にもどる習性がある。

午後一時、定期観光バスでメルボルンのホテルを発ち、途中ユーカリの木の枝に眠るコアラの姿などを楽しみながら、約5時間かかって日没のフィリップ島に着いた。フラッシュをたくとカメラを取り上げますとか、ペンギンをおどしたり捕獲したりしてはいけないなど、いろいろな見物のマナーが要求される。

海から上がったペンギンが、列をつくって各自の巣に戻るまでのパレードを邪魔しないように、人間様の見物席が木の囲いで出来ている。日が沈んで、波のうねりが黒くなりかけた時、突如、50～60羽のペンギンの第一団が波打際に整列し始めた。じっと佇んで固唾をのんで待っている見物の群衆を、まるで無視しているかのごとくに、ほとんど全員がきちんと並んで、陸に向かって歩き始めるかと思いきや、先頭の方の一羽がくるっと向きを変えて波に向かって走ると、全員がさっと向きを変えて波間に隠れる。

　また砂浜に隊列をつくり、パレードが始まると思うと、また一羽の逆行で全員がくるりと波間に消えてしまう。これは何をしているのだろう。ある人は、斥候（せっこう）が陸に危険物がいるというサインを送ると、全員波間に逃げるのだと説明してくれた。ある人は、それは人間の勝手な解釈で、一人のおっちょこちょいの臆病者に、集団全部が掻き回されているのだと説明してくれた。どれも穿（うが）っていていずれもマユツバの感が強い。

　最初の一隊が無事に立派な縦隊で草むらに上がって行ったのをきっかけに、一団50～60羽の集団が次から次へと上陸し、列をつくって巣の中へ帰って行った。

　遠い海を日中泳ぎまわり、かならず日暮と共に巣に戻ってくる可愛らしいペンギンのパレード。波間から初めて見え隠れし始めてから、上陸のパレードが始まるまでの第一団の、あの長かった序走。繰り返し繰り返し列をつくり、列が乱れ、列をつくり、ついにあっという間に小走りにパレードをやってのけた、あの集団行為は、誰がどうやって指揮しているのだろうか。暗い海の厳粛なセレモニーを見終わってホテルに帰りついたら、ちょうど真夜中の一二時であった。

学会の饒舌な英語より、サイレントのペンギンパレードから学ぶもののほうが多かったようにも思える。

ペテロの涙

デンマークにステノ記念病院という糖尿病専門の病院がある。糖尿病を学んでいる医師なら、この病院の名前を知らない人はおそらくいないであろう。かつて私たちがさかんに使った血糖の測定法ハーゲドン・イエンセン法を考案したハーゲドンらが一九三二年に創立した病院である。ハーゲドンは血糖の測定法を考案したばかりでなく、NPHインスリンを開発し糖尿病治療に偉大な貢献をした。私たちが医学生の頃は糖尿病分野において、ジョスリンとハーゲドンは二大双壁をなす偉い先生であった。ステノ記念病院は、ハーゲドン亡き今も糖尿病に関する研究を脈々と続け、糖尿病の病因論としての、遺伝に関係のあるHLAの研究はここから始まった。またこの病院から発表される臨床研究は見事なものので、多くの人びとから厚く信頼されている。

このステノとは、一七世紀に活躍したデンマークの誇る科学者ニコラウス・ステノ Nicolaus Steno（ラテン名）を記念したものだそうである。ステノはコペンハーゲン大学の解剖学教授であった人で、耳下腺や涙管の発見者として名高い。糖尿病の研究と涙管の発見とはあまり関係がないように思われるが、ステノがレオナルド・ダヴィンチに次いで、幅広い分野の科学者としてヨーロッパで崇拝されていることや、デンマークでは今もなお医学生たちが試験前にステノのお墓参りに行くということで、*これらの事実を合わせ考えると、ハーゲドンたちが新しい病院にステノの名を冠して、糖尿病の臨床と研究にいかに意気込み、情熱を傾けたか理解できるような気がする。

今はゲストハウスに使われているハーゲドンのかつての私邸に泊めてもらい、ステノ記念病院を訪ね、まだ気持ちが高揚している時、私はその後訪れたトレドで偶然素晴らしい涙の絵に出会った。エル・グレコの「ペテロの涙」である。両手を胸の前に組み合わせ、髭面の悲しそうな顔を斜め右上の空に向けて、涙を流している使徒ペテロの肖像である。聖書はあまり読んだことがないが、あまりに美しい男の涙に感動させられて、なぜ泣いているのか教えてもらった。

彼はイエスが捕えられた時、最後まで師を慕ってカヤパの邸宅の中庭までしのび込んでついて行った。見つけられて、イエスの仲間だろうと詰問された時、イエスとは何の関係もないと言い切って難を逃れたが、悔悟のあまり泣いているのだという。「悔悟するマグダラのマリア」の涙と共に、その透徹した一雫の涙は多くのことを私に語りかけ示唆してくれた。それ以来、何か自分に至らないことがあると、「ペテロの涙」のレプリカを眺めて、自ら反省したり慰められたりしている。

私たちの尊敬する先輩、林富美子先生の著書『夕暮になっても光はある』は、看護婦さんが書いた絵に、先生が散文と詩を添えられたものである。老人問題をこれほどやさしく端的に取り上げたものはないと激賞されて、エイボン女性教育賞や朝日福祉賞などを受賞した。この本の中で私は涙の章が最も好きである。

お年寄りの涙

きょうもお年寄りの目に浮かんだ涙をみました。夕暮の窓辺で、ひぐらしが鳴いたと言っては涙を流し、おむつを取り替えてくれたと言っては泣いておられる。長く生きて来られた人生のひだに、涙の泉水ができたのでしょうか。お年寄りの心の琴線はすぐにふるえて涙があふれます。

鳥が飛んでいる美しい窓辺の景色を背にして、髭のおじいさんがベッドの中で泣いている絵に添えられた文章である。そういえばこのおじいさんの顔はペテロにとてもよく似ている。

涙のプリズム
お年寄りの涙に光をあててみました。
涙がプリズムになって、七色に光ります。
苦しみ
悲しみ
忍従
犠牲

ゆるし

ああ——まだございます。希望と感謝が……それは、まるで宝石のように輝いています。

人はいろいろな時に泣く。古代ローマの詩人ですら、「まことに、われらは泣くことを許されている。泣いてわれらは怒りを散らし、涙は川の流れのごとく、溢れて心をひたす」と歌っているという。私も泣き虫ですぐ涙があふれ出る。嬉しい時、悔しい時、感動の時、また人の涙に誘われて。

患者さんもよく泣く。糖尿病であることを告げられては涙をうかべ、糖尿病であることが分かって破談になったといっても泣く。「糖尿病であっても結婚も妊娠もできますよ」と言うと、「ほんとうですか」と感極まってまた泣く。この涙は、糖尿病という病気がいかに重いものであるかを、医者に無言で鋭く訴えているように私には思える。

「女の涙」と人は馬鹿にするが、患者さんの涙は、オスラーの名言「患者さんの言うことをよく聞きなさい。彼はあなたに診断を教えているのですよ Listen to the patient, he is telling you the diagnosis」**に匹敵するものだと私は思っている。「ペテロの涙」のように苦しみの中から湧き出たものであるのだから。

＊ 垂井清一郎「ハーゲドーン博士とＮＰＨインスリン」『新しいインスリン療法―ノルディスクＮＰＨ50年記念講演会』山之内製薬　7頁

＊＊ William Osler : Principles and Practice of Medicine (1891)

三つの愛　壊疽、獄中から、脳への転移

南條範夫先生から「小よし聞書（ききがき）」とサブタイトルのついた書き下ろしの『三世沢村田之助』（文藝春秋社）という新刊書をいただいた。江戸時代に壊疽（えそ）のため四肢を切断し、34歳の若さで夭折した天才、美貌の歌舞伎女形、田之助をテーマにしたものである。

両手足を失ってもなおかつ舞台への情熱を捨てなかった田之助の生涯を執筆中の先生は、壊疽を実際にご覧になりたいと言われて、私たちの糖尿病センターに見学に来られた。田之助が壊疽のためダルマのような体形になったことは、あまりにも有名な話であるが、それが白粉の鉛中毒らしいということぐらいしか分かっていないし、書かれたものもあまりないので、今は壊疽の勉強をしているのだということであった。

先生の本によると、田之助は一八四五（弘化四）年一月に生まれ、5歳で初舞台に立っ

ている。22歳の時、優美で艶麗な女形としての名声の絶頂期に右足を失い、4年後には左足と両手が壊疽になり切断している。28歳で引退し、分裂病様の発狂状態で死亡したという。カルテがあるわけでないから、本当のことは分からないとしながら、南條先生も慢性鉛中毒説を支持しておられるようであるが、経過からみるとそうに違いない。

田之助の最初の足の痛みは22歳の二月に始まり、その年（慶應三年）九月に横浜でヘボンが切断術を行ったというから、糖尿病性壊疽でないことは間違いない。インスリンのなかった時代に、若年型糖尿病患者が足を切断してなお生存し得たことは、不可能だったからである。

私は歌舞伎が大好きなので、いただいた本によって、職業病に倒れ両手足を失ったあとも舞台に立ったという壮烈な熱情をもった田之助のことを知って、深い哀悼の意を捧げた。英語が下手で、いつも屈辱を感じている私が、外国人に誇れる純粋な日本文化は歌舞伎ではないだろうかと思っている。留学時代に芽生えた歌舞伎への讃歌は、年をとるにつれてその思いが熱くなっていく。その凝縮された人生ドラマの展開、洗練され磨き抜かれた立役の様式美など、そこから医学の世界に帰納して教えられることが多い。

南條先生が精魂込めて執筆された田之助の伝記は、当代随一の人気役者が手足を切断するに至った病気の診断や、ヘボンが足の切断術を軽々と行い、すぐアメリカから義足を取り寄せてそれを使用させていることなど、医学史的にも興味を持たされたが、何といっても感動を覚えるのは、小よしという女性との痛ましいまでの夫婦愛である。妻とも妾ともつかない立場にある女性の、一方的な尽し型の愛情ともとれなくはないが、二人の間に流れる深い愛の姿に身が震える。

渡辺淳一は、夫婦愛の極致は乃木希典夫妻にあると思うと語っておられたが、極致と呼んでもよい夫婦愛は世の中に意外に多いのではないか。私は、A級戦犯として処刑された元総理大臣、広田弘毅とその妻静子をあげたい。夫が処刑される時、この世に未練を残さないようにと、夫より先に妻静子は自害して果てた。二人は年をとっても相思相愛の仲であった。妻が死んだことを知っても広田が獄中から家族に送る手紙は、いつも「シズコドノ」であった。「そのシズコドノの文字がみられなくなったとき、つまり広田が死ぬとき、はじめて静子も本当に死ぬ。生きている自分は死の用意をし、一方死んだ妻を生きている人として扱う。幽明境を異にすることを広田はそんな形で拒んだ」。城山三郎著『落日燃ゆ』の一節である。

一九八九年六月三日、アメリカ糖尿病学会の初日に、糖尿病と妊娠に関するインターナショナルの会をつくるための発起人会に出席するよう招きを受けてデトロイトに行き、次いで学会にも出席する機会に恵まれた。アメリカ糖尿病協会はＡＤＡと呼ばれ、その年次大会は、世界各国の糖尿病学会の中で最も質が高いと評価されている。中でもインスリンの発見者バンティングを記念したバンティング賞の受賞者が行うバンティング講演は、ハイライト中のハイライトである。

今年の受賞者はオラ・ローゼン教授で、元アルベルト・アインシュタン大学内分泌部門の教授、現スローン・ケタリング癌研究所の主任教授である女性であった。彼女は「インスリン受容体の構造と機能」と題して、インスリンが受容体に結びついて、どのようにして細胞内にその作用を伝達していくか、彼女らが発見した数々の分子生物学的新知見を交えて、堂々50分の大講演を張りのある声で淀みなく行った。彼女は最近、アメリカ科学アカデミーの会員に選ばれ、放射免疫測定法を発見してノーベル賞を受賞したヤロー女史に次ぐ人物として、人々の称賛を得ているということであった。二児の母でもある。

講演が終わってから、アメリカにいる友人が言った。「何か感じませんでしたか。彼女は乳癌で脳転移があり、余命いくばくもないのですよ。化学療法をやりながら押えているのだから、講演の間中やっと立っていたのではないでしょうか」。何と凄絶で高貴なことであろうか。彼女は最初の夫を亡くした時、三日目にはもう実験をしていたとも聞いた。二度目の夫も有名な免疫学者である。田之助とは逆に、夫が彼女に暖かい援助の手を差し伸べているのであろう。

人に捧げる愛のまことは、職業とも男女とも関係がない。

彼岸花の鎮魂歌

桜田門から半蔵門に続く皇居の土手に、毎年真っ赤な彼岸花が咲くことに気がついたのはいつ頃であったろうか。正確には覚えていないが、10年ほど前のことであるように思う。お堀端を通る用事があった時、車の中から偶然に見つけた。きれいに刈り込まれた夏草のある土手に、赤い花が点々と映えて咲く姿は実に美しく、とても東京のど真ん中で見ることが出来るような風景ではなかった。

彼岸花はよく田舎の野辺に群生している。ハッと息をのむような、真っ赤にたぎる情熱を感じさせられるので、子どもの頃から好きな花の一つであった。あの花には毒があるから触ってはいけないと母親からよく注意されたが、子どもたちは一向に平気で、パッと咲いた赤い花を提灯や電気に見立ててよくママゴト遊びに使ったものである。懐かしさも手伝って、田舎の畦道から球根を拾ってきてわが家の小さな庭に植えてあるが、毎年お彼岸の中日には必ず大輪の花が咲く。この花をよく観察すると、6個の小さな花が集まって1個の大きな花房となっている。6枚の花びらを持つその小さな花には、6本の雄しべと1本の雌しべが長いまつげのように付いていて、それが各々6個ずつあるので繊細でかつ豪華な感じがする。桜の花のように葉が出る前に、30センチくらいまっすぐ茎が伸びてその上に真っ赤な花が咲くので、大型の美女を思わせる風情もある。

この花のことを土佐の方言でシイレという。シイレは「死慰霊」と書き、墓所に咲いて死後の霊を慰める花とされているという故事を知ったのは、ちょうどお堀端に咲く彼岸花を見つけた頃であった。苦しく長く遷延した陣痛と共に死んで生まれたわが子は、すぐ昇天して星になったと信じていたが、このお堀端のシイレの群生を見た時、私は思わず死んだ子どもがそこに甦って、私に会いに来ているような錯覚にとらわれた。それは「死慰霊」という語感から連想されて生まれたものに違いない。

私はまだ誰にもこの土手に咲く美しい花のことを告げていない。彼岸の中日を過ぎると、時間を見つけて、そっとこの土手に一人で赴く。死んだ子どもとたった二人で向き合う秘密の世界を求めて……。墓に行けば骨があって、死んだことを認識せざるを得ないが、彼岸花を見ていると、私の胎内で泳ぎながら、私と対話していたことがそのまま思い出され、いつまでも私の心の中に生き続けていることが実感される。

ちょうど30年前のことであった。「安産ですよ」と太鼓判を押された私の初めての出産は、思いがけない死産で終わった。妊娠したことを知った時は、仕事を持つ身で、無給医師の生活の中に子どもが生まれたらどんなことになるか、考えただけでも大事業であったし、父親が結婚そのものに反対していたので、私に子どもが生まれてくることを家族の誰も歓迎しなかった。私も妊娠初期は、自然流産してくれることを望んで、愚かにも屋上でなわ飛びをしたりしていた。

しかし、胎動を感じるようになってから私の感情は一変し、一つの臍帯(さいたい)で結び合って、自分と共に生きる己れの分身は、誰に何と言われようと自分が守らなければならないという母性愛を感じるようになったのだ。

陣痛は腹の中にキリを揉み込むような痛みとなって、寄せては返し、寄せては返し、繰り返し襲ってくるものである。有史以来、こんな痛みの苦しさに耐えて女性が出産をしなければならないのは、産科医の多くが男性だったからではないだろうか。陣痛は一種の拷問である。「拷問はやめて！」と叫びそうになった時、出産は終わった。生まれた子どもはついに泣かなかった。そして陣痛の苦しみと、生まれた子どもに対する切ないほどの愛おしさを私に残して消えていった。死の原因は分からないが、胎児の自殺に違いない。この青天の霹靂のような予期せぬ身内の死が、私に糖尿病妊婦を死産の悲しみから救うべきであるという啓示を与えてくれた。

妊娠出産の持つ喜びと苦しみだけは、女性にしか分からないことである。女性である私たちが、自分の手で少しでも問題を解決していかなければならないと思って歩み始めた糖尿病妊婦に対する研究の道であるが、まだたった25年しか経っていない。「諸君、四千年が君らを見下ろしている」。この言葉は、ピラミッドのあるエジプトに進軍したナポレオンが、軍隊に与えた言葉だそうである。榊原仟先生は、心臓外科に関する随想に「人類は、胸壁から心臓までのたった3センチの道のりを二千年かけて歩んだ」と書いておられる。

春に、中国からの留学生が妊娠して夫と共に来院した。15歳発症のインスリン依存型糖尿病である。中国には五千年の歴史があるが、誰一人として糖尿病患者が子どもを生めるなどと信じてはいないという。彼女は私たちの良好なコントロール下に元気な赤ちゃんを出産したので、五千年も続いた糖尿病の暗い道に一条の光をもたらしたことになる。

中国や日本の女性にとって、糖尿病があってもハンディキャップにならないような社会をつくるには何年かかるだろうか。

今年も皇居の土手には、また一段と数を増し輝きを増して、私の医の原点たる美しい彼岸花が艶然と凛然と咲いた。

5　桜の花に寄せて

『女医のこころ』（河出書房新社）より転載

再録にあたり多少の加筆を行なった

桜の花に寄せて

春が近づいて来ると桜のことを思って落ち着かなくなる。花の季節はたった一～二週間であるから、現実に花を見られるのは、朝早くか夜遅く、千鳥ヶ淵を歩くときくらいである。あそこにも行ってみたい、ここにも行ってみたいと気ばかりあせっているうちに、花は風に舞って散り落ちてしまう。

ある日、気のいい後輩が「バカラの美しい杯で、ブランデーかウイスキーでも飲んで、豪華な気分でリラックスしてください」と言ってくれたが、ウイスキーもブランデーも好きでないから桜の本のほうが有難いが……と言ったら、岩波書店から、どっしり重い桜の本がたくさん届いた。実際には行って観ることの出来ない満開の桜を机の上で大いに、豪華に楽しんでいる。

桜気狂いといわれるほど、桜の花が好きになったのには二つの理由がある。糖尿病のコントロールが悪く、増殖網膜症をもつ患者さんが教えてくれた宇野千代著『薄墨の桜』と、アブダビ土侯国（現アブダビ首長国）に医療使節として出発する時、死を覚悟して見た桜の花の美しさによる。

患者さんが、「こんなすばらしい本が読めなくなったら困るのでコントロールに気をつけます」といったその本が『薄墨の桜』であった。

宇野千代の書いたこのミステリアスな小説『薄墨の桜』は、岐阜の根尾谷に千六百年も咲きつづける老巨樹のことで、一目見たら、何物にも犯されない神秘な底力と無気味な威厳に射竦（いすく）められてしまう。気が遠くなるほどの長い長い風雪に耐え、あらゆる事象を見届けながら黙して語らぬこの老巨木の魅力に導かれて、二千年の樹齢を誇る神代桜、三春の滝桜、御母衣（みほろ）ダムの荘川桜と桜遍歴をしたくなるのである。

しかしまた、一九七〇（昭和四五）年、ほとんどの人に知られていないアブダビに行く日の朝に見たあの美しい八重桜は、散ることなく、私の心の中で咲き続けている。蒼い空を背景に八重のボタン桜が微風にそよぎ、その下で7歳の女の子が小さな手をかざして、サヨナラ、サヨナラといっていた姿が目に焼きついて心象になっている。

その娘が、同じ桜の木が満開の日に結婚式を迎えた。会場に行く車に夫と三人で乗り込んだ時、横に座った娘に私は言った。

「長いことお世話になりましたというのは、あれはドラマだけの科白かな」

「フン！ ドラマだけでないとしても、ママにはお礼なんか言わない。ママは結局自分の好きな仕事に生きているだけじゃないの。子どもの面倒をどれだけみたっていうの。フン。ねぇ、パパ」夫は黙っていた。

今から初々しい花嫁になろうと美しく変貌した娘は、憎らしい横顔をみせて私に横着三昧を言い放った。高校生までは天使の生まれ変わりではないかと思えるほど問題のないよい子であったが、大学生になって遅い反抗期がやって来た。ママとしては失格だと、母親をいつもこきおろしていた。

式の最中に、家庭をほめたスピーチを聞いて娘が涙を流していると、親戚の者がいち早く見つけて、もらい泣きをしていた。私たち夫婦がケロッとして涙を流さないといってまた親戚は驚いていた。小学校から中学、高校、大学と、何回も何回もくり返される子どもたちの入学式や卒業式は、たいてい病院の行事と重なって出られなかったし、父母会にもめったに行ったことがない。子どもたちから何と非難されても返す言葉は一つもない。

よく職業と家庭の両立ということが問題にされるが、このことはそんなにたやすく両立するものではない。臨床と研究の関係に似て、研究に力が入れば臨床はおろそかになり、臨床を手厚くすると研究はスピードを失う。家庭も同じく、家族のことに力が入りすぎると職場では実らない。私が親として子どもにしたことは、毎日その寝顔をみて「無事に大きくなってください」と祈っただけだったようにも思う。しかしその謙虚な気持ちとは裏腹に、病院が忙しいほど、子どもの横着は胸にこたえるものだ。

あんな娘をもらってくれた婿さんが気の毒だが、今日から母親非難の罵詈雑言を聞かなくてすむ。新婚旅行の飛行機はもう飛び立ったかなとふと考えた時、娘から桜の小枝が入った花束が届いた。「ママ有難う」と書かれたカードがそえられている。初めて、わっと熱いものがこみ上げてきた。

よみがえる生命　桜と腎の移植

私は水のある風景が好きである。雑踏のない、静かな山間を流れる清流や、空色のさざ波が湖面いっぱいにひろがる湖などを見ると、それだけで精神の浄化を受けたような気がする。そんな写真などを見ると、いつの日かきっと行ってみたいと思うようになる。

『桜・巨樹名木巡礼』（六興出版）という本を見ていたら、山の湖畔に二本の大きな桜の木がそびえて、満開のその桜が、水をいっぱいにたたえた湖面に美しく映えている写真が目にとまった。御母衣（みほろ）の荘川桜と書かれていた。その構図からすると、どこか高い山から撮ったものらしく俯瞰図風であったが、すっくと立った木の姿は均整がとれていて美しい。枝のはり具合いもいいが、何しろ環境がいい。

蒼い湖面の対岸の遠い山脈には、かすかに雪がついている。枝いっぱいに花をつけた白い桜は、天女の羽衣がかけてあるのかと思うように楚々と気高い。

そういえばかなり以前、四月の終わりになると、どこからともなくバスでやってきた老人たちが満開の桜の幹に手をあてて涙を流し、湖底に沈んだふるさとを偲んでいるという小さな記事を新聞で見た記憶がかすかにあるが、もしかすると、この荘川桜だったかもしれない。そうだ、荘川桜だった。

私は早速、薄墨の桜を案内してくださった学友、岐阜の奥山牧夫先生に、花の季節になったら今度は荘川桜を見せてくださいと頼んだ。真面目で律義な先生のご好意で、仁木厚ご夫妻を交えて、私たちは平成三年四月末日、御母衣ダムのほとりに立った。老婆でなくても、ふつふつと涙が湧いてきそうな景色である。それは多分、ダム建設のため湖底に沈んだ村や、そこに生きたさまざまな人間模様を連想するからであろう。

荘川桜は、白川郷の奥を流れる荘川にダムが建設される時、湖底に沈む運命にあった中野村の光輪寺と照蓮寺の庭にあった桜の巨木を、二〇〇メートル上の湖畔に移植したものだという。桜の樹齢は四百~五百年。

奥山牧夫先生が村役場に連絡をとって、花の見頃を克明に調べてくださって、私たちはここを訪れたのであるが、私が写真で見、頭に描いた桜とはちがって、ほんの二〜三輪、枝先にポツポツ咲いているにすぎなかった。

冬の季節に豪雪が降り、食べ物を求めて飛来した小鳥の大群が、桜の蕾を全部食べてしまったのだ。桜の木には、こんな被害を予測して霞網がかけられているが、飢えた小鳥はほんの小さな穴をみつけて、次から次へと入っていく。奥山先生が、恐縮して、「小鳥に食い荒らされて今年の花はよくないとは聞いていたが、こんな惨状とは知りませんで、すみません」と何度も繰り返された。

しかし、満開の桜より、もっと美しいものを私はここで初めて知った。ダム建設に死力をつくして反対した人々の心を思い察して、電源開発会社の総裁であった故・高碕達之助氏が、村民の魂ともいうべきこの老桜の移しかえに多大の努力を払い成功したのだ。そのいきさつを誌した彼の記念碑は感動的である。理をつくし、科学の粋（すい）を集めて建設されるダム工事の中で、寺の桜を永遠に生かそうという男のこころに感動させられるのである。荘川桜を説明するパンフレットには、次のような高碕達之助翁のことばが載っている。

「進歩の名のもとに、古き姿は次第に失われていく。だが、人の力で救えるものは、なんとかして残してゆきたい。古きものは古きがゆえに尊いのである」

花よりもっと深く美しい物語を知って、その夜、私は眠れなかった。大事業をする人の大きな心に打たれて興奮した。家に帰ってから、この荘川桜の移植に関することのすべては、水上勉の『桜守』という小説に書かれていることを改めて知った。いくつになっても世の中には知らないことが満ち満ちている。『桜守』の中には私財を投げうって桜の保護につとめる桜博士・笹部新太郎翁がモデルになっていた。四百年もの老樹を移植することの無謀を世間の人々からあざ笑われ、またそんな桜にかける金があるなら補償額をもっと増やせと反対される中で、高碕達之助氏が笹部新太郎氏と逢って、桜の移植を依頼する場面は胸が熱くなる。

その本の中で、桜に一生をかけた笹部新太郎氏の言葉は、大学で働く医療者にはとても教訓的だ。

「大学の先生に桜の移しかえを相談しても桜は枯れてしまいます。大学の机の上で考えている先生より、自分の手で土に木を植えている実地の植木屋さんに聞いたほうが、桜は根つきます」

糖尿病性腎症で長い間血液透析で苦しんでいた若いSさんは、母親から腎移植をうけていま生き生きとよみがえっている。

「こんなすがすがしい新年を迎えることが出来たのは何年ぶりでしょうか。とてもうれしいです」——これは腎移植をうけた彼女からの年賀状の一節である。彼女の腎移植は、大学の先生のした仕事であるが、謙虚で真摯な専門家の力は、不可能を可能にするものである。私にはなぜか荘川桜の驚くべき移植の成功と、Sさんの腎移植の成功のよろこびとが重なってしまう。

母は強し

私の机の前には、湖柳子の雅号をもつ野口英世の俳句が貼ってある。

まておのれ　咲かで散りなば　何が梅

渡米前の明治三一年頃、北里研究所時代の作である。学歴がないために北里研究所の正規の所員になれず、帝大出でないので欧米留学も容易に実現しそうにない苦難の時代に作ったもののようである。

渡辺淳一著『遠き落日』上巻137頁にこの句を見出した時、比類なき医の偶像として小学校時代から頭の中にたたきこまれている野口英世が、学問の世界にこんな一面をもっていたのかと驚き、むしろ、うれしくなって壁に貼りつけた。くじけそうになるとこれを見て、野口英世ですらこうであるから、凡人は克己すべしと自戒の句にもなっている。

近頃は国際化が進んで、日本人が英語を話すことも流暢になり、留学して屈辱を感じるなどということはなくなっているようであるが、ひと頃までは留学する人にはこの句を墨で書いて、悲しくなったらこれを見てくださいと差し上げたものである。

先日、忙中閑あり、野口英世を敬愛するこころと、渡辺淳一に、観ましたというミーハー的ファンレターを送る口実にもなるので、映画「遠き落日」を観た。どんな新解釈の野口英世があらわれようと、幼い心に焼きついた医の英雄像としての野口英世のイメージは変わるものではないが、母親シカの印象は、ぐっと変わり、一段と鮮烈なものとなった。本の活字から読みとる感じより、美しい湖の景色をもりこんだ映像がもたらす効果かもしれない。

いつか猪苗代の野口記念館で見た、アメリカにいる英世にあてた切々たる手紙の中にあらわされた母親像と照し合せて、無償の愛で尽す母の姿の美しさ、貴さに打たれ、久方ぶりで頭が痛くなるほど、涙を流した。

おまイの。しせ（出世）にわ。みなたまけました。わたしもよろこんでおりまする。なかた（中田）のかんのんさまに。さまに。ねん（年）よこもり（夜籠り）をいたしました。……略……

はやくきてくたされ。はやくきてくたされ。いしよ（一生）のたのみてありまする。にしさむいてわ。おかみ。ひかしさむいてわおかみ。しております。……略……ついたち（朔日）にわ　しをたち（塩断ち）をしております。……略……

映画の中にもこの手紙は出て来たように思うが、金釘（かなくぎ）流なるが故に一層、愛の深さを感じさせられる。英世は指がないというハンディキャップを持つので教育こそ至宝であると感じて、貧困の中で学校へ通わせる母親のがんばる姿は、母は強しの一語に尽きる。

最近、私は、2歳でインスリン依存型糖尿病になり、32歳で妊娠、出産した患者さんを経験した。よいコントロールの下に分娩したので何も問題はなかった。恐らくわが国の糖尿病妊婦では、最年少発症糖尿病者のはずである。

彼女は一九六二年、2歳で口渇、多尿、体重減少から糖尿病と診断された。優れた小児科医の下で手厚い治療をうけて、正常人と変わらない成長をとげ、30歳で妊娠を希望して私たちの前に現れたのであるが、この30年間に母親のなめた辛酸はいかばかりかと想像される。

患者さんはおとなしいキャラクターで、こちらの質問には答えても、自ら歩いた道程を積極的に話すことはないので、ドラマティックではないが「赤ちゃんが生まれて、誰が一番喜んでいますか」と聞いたら「母親です。母親は私が糖尿病になってから、結婚も妊娠もない人生を送らなければならないと覚悟していたようで、たまげています」と言った。

野口英世の母が「あなたの出世にはたまげています」と言っているが、同じ言葉を使ったので面白い。

一九六二年といえば、日本にはまだ小児糖尿病のサマーキャンプは設立されていない。私がはじめて糖尿病妊婦の分娩を経験したのは一九六四年であるから、一般社会の中で、糖尿病とくに幼時期発症糖尿病に関する知識は、皆無といってもいいほどの普及率ではなかっただろうか。

彼女は、インスリン注射をしているからという理由で、学校では体操をさせてもらえなかった。主治医が許可をしても学校の担任教師はこれを拒んだ。主治医が修学旅行を許可しても、学校では、インスリンを注射している病人が旅行は出来ないと言って許可してもらえなかった。主治医がいいと言っているから行きたいと主張したら、学校の担任は、「なぜそんなに修学旅行にいきたいの」と反問したという。この学校の先生の言葉は、糖尿病の治療に関してずっと優等生でインスリン治療を続けてきた彼女を、自分だけなぜという懐疑に導いた。

そして、せっかく決まった就職が糖尿病を理由に解雇された時、彼女は、完全に自暴自棄となって精神安定剤を大量服用するようになった。あっという間に増殖性網膜症が出現し、糖尿病昏睡に陥ってしまった。幸い彼女は昏睡から生還し、再びよいコントロールを保って、人生の伴侶を得、さらに未来を生きる小さな生命まで宿すことが出来た。しかしこの間の母親の苦しみは想像にかたくないし、筆舌に尽せないものがあったのではなかろうか。

子どものこういう事態に父親の存在は、どうも精彩がない。野口英世の家もそうであったが、彼女のうちも子どもに何か起きて矢面に立つのは、いつも母親であり、乏しい収入を得て家の経済を支えるのも母親であった。

古今東西、母は強しである。

冴えわたる月の光に

糖尿病母体から生まれた子どもたちが、元気にすくすく育っているか、知能は落ちていないか、糖尿病の形質を継承していないかなどなど、要するに、周産期の母親の高血糖の影響をうけることなく子どもたちが幸福に暮らしているか……。八月になると、私たちは10歳以上に成長した子どもたちを対象に、私たちの日曜日、子どもたちの夏休みを利用して毎年追跡調査を行っている。

自分が糖尿病に苦しんでいるので、せめて無事に生まれた子どもには、この苦しみは味あわせたくないという願いをこめて母親が積極的に参加させるので、多くの子どもたちが検診にやって来る。

八月九日、うだるような酷暑の日曜日、今年もコ・メディカルスタッフ、その他多くの人々の献身のおかげで、無事、診察、検査することが出来た。後片づけを終えて、夕方家に帰ると、珍しく日曜家にいる夫が、甚平姿で庭に水まきをしていた。私を見るなり「庭に蛇がいたよ」と涼しげな顔で言った。

「キャー！　それでどうしたの。その蛇は？」「家の床下に入っていったよ」「キャー、どのくらいの大きさ？」

このくらいと、夫が手の人差指で示した長さは、約五〇センチくらいであった。

「どうしてしっかり睨み返して、家の床下に入らないように追い返せなかったの、バカねぇ」と言ったら、「どっちがバカだよ」と夫はほんの少し薄ら笑いを浮かべただけでまた水まきを始めた。

1ヵ月程前、家からおよそ一〇〇メートル離れた方角ちがいの二ヵ所に蛇があらわれ、三ヵ所目は、私の家に隣接している大樹の茂る御霊神社で蛇を見たという噂が流れていた。その蛇が同じものかどうか、見た人が違うのでわからないが、噂はたいてい、とてつもなく大きくなるものである。私が母から聞いた話では、1メートルくらいの蛇が出たと皆さんが怖がっているということであった。ペットとして飼われていたものが逃げ出したのか、自然発生的に繁殖したものか、この大都会の新宿区のど真ん中に信じられない出来事である。隣人が保健所へ連絡したら、保健所には蛇をつかまえる義務はないと答えたといって、住民をある種の恐怖に陥れていた。

あのいつかの噂の蛇が、とうとううちへやって来たらしいと母に伝えると、彼女は「まぁー！　自分のうちだけには来ないと思っていたのに。まぁ！　もう庭には下りられないわ」と怖がった。

「屋根の上にはい上って天井にもぐり込み、家の中でペロペロ舌を出されたら怖いわね」

「庭でとぐろをまいているのをうっかり踏みつけて、足に巻きつかれたらどうします？」

「開けた窓から入って来て、ベッドにもぐり込んでいたらどうしましょう」

「夜、玄関のノブに巻きついていて、ノブをにぎった途端、グニャッとして、その上かみつかれたら怖いですね」

女二人、これも怖い、あれも気味が悪いと、その蛇の怖さ想定はエスカレートして、夏の暑い夕暮れに際限なく続いた。

しかし、今日は長崎の原爆記念日。まだ被爆した人々はあのピカドンの後遺症を抱えて生き、いつ白血病に冒されるかわからない恐怖におびやかされながら、生きていると報道されている。その底知れぬ不気味な恐怖は、たかが蛇の恐怖の比ではなかろう。

今日、早朝から検診を行って来た子どもたちの母親にとっても、被爆者ほど死の影と向き合ってはいないにしても、このいとしい子らが、いつか自分と同じように食事を制限され失明や腎不全に陥りはしないだろうかという不安は、悪魔のしのびよりにも似た恐怖であるにちがいない。

そう、今、私の家にも一つの恐怖がある。夫の家系の男性はすべて、60歳前に死亡している。義父も、義兄も、いとこたちも、叔父たちも、男性という男性で60歳を超えて長生きをした人はいない。もし、それが大森家の男性に与えられた掟だとすれば、夫に例外の恩典が与えられない限り、死の時期は、もう目前に迫っているといえる。この家族歴は、少なくとも私たちにいかに生きるかを示唆してくれてはいるが、死の恐怖をつきつけられているともいえる。これらの恐怖にくらべれば蛇が床下に入っていったくらい、たわいもないことではないか。

はしたないほど高揚した女二人の蛇談義は、この辺で少々小康を得た。しかし、やはり落ち着かない。マンモス東京の近代生活の中に、ニョロニョロ蛇がはい廻るなんて、かえって不気味である。夫の恩師で、アルピニストであり、山岳文学の翻訳者としても有名な、何よりも博学である近藤等先生のお宅へ電話をかけた。

「蛇が出た？　それはよかったじゃないですか。蛇は神様のお使いだから、きっと御霊神社からやって来たのですよ。大事にしなさい。こわくない、こわくない」

「蛇に出くわしたらシーシーなんて追い立てないで、あらよく来たわね、とやさしく声をかけてやりなさい。蛇だって生き物なんだから」

近藤ご夫妻の返事であった。

動物図鑑で調べると、世界中におよそ二三五〇種の蛇がおり、天地創造の歴史から人間との関わりをもっていることが分かった。有毒な蛇は少なく、小型哺乳類、鳥類、昆虫などの天敵であるほうが多い。盲蛇のディプロプスは、目が見えないが明暗のセンサーをもっており、日本蛇の一種は、その美しさから蛇の貴公子と呼ばれていることも分かった。また有史以来、蛇は善悪両面の意味をもたされ、よい面は守護、魔力、神秘、賢慮などを象徴し（古川明著『切手が語る医学のあゆみ』医歯薬出版　一九八六年）豊穣をもたらす。

アスクレピオスの杖に巻きついた蛇は医学のシンボルであり、国際女医会のシンボルマークも聖蛇に餌をあたえるヒギエイアである。うちへやって来た蛇も、人の寿命を変えられる賢慮の聖蛇でありますように。

台風10号が北に抜けたその夜、天空に青白い上弦の月が美しく冴えわたり、生かされていることへの感謝の気持ちがふつふつと湧いて涙が出た。

万里の長城

日中国交正常化20周年を記念する行事の一つとして、中日医学会が北京で行われた。この医学会の分科会として、糖尿病学会から出される特別講演の演者に指名され、はじめて中国を訪れる機会を得た。一九九二年一一月初めのことである。

五千年の歴史を誇る中国には、見てみたいと思うものは山ほどあるが、とんぼ返りの身で、きちんと会に出席していたら何も見られない。

一一月一日は、学会が午後二時から始まるので、そこを利用して、せめて万里の長城だけは見てみたいと、団長の三村悟郎先生に申し出たら、「決して不謹慎ではないからぜひ行ってきてください」という有難いお言葉であった。

毛沢東も、「不到長城非好漢」（長城に到らざれば好漢にあらず）と言ったという。

朝八時三〇分、医学会がアレンジしたツアー・バスに乗って、万里の長城に向かった。万里の長城は、全長六千キロあり、月から見える唯一の人工建造物であるといわれ、日本の全長の約2倍にもあたる。

東の渤海（ぼっかい）に面した山海関（さんかいかん）に端を発して、野を越え山を越えて西方の敦煌近くの嘉峪関（かよくかん）にまで延々と続く長城は、死ぬまでに一度は自分の目で確かめたいと願い、あこがれていたものの一つだ。

はじめてギリシャのアクロポリスの丘に立ったとき、忽然と涙がこみあげてきたが、長城に立って、同じ感懐にとらわれた。長いこと見てみたいと念願していたことが今、かなえられた喜び、こんなとてつもない膨大なものを造らなければならなかった支配者の苦悩、役に立つのか立たないのか分からないものを命令一つで造らされ、使役に汗水を流しただろう人民の苦難、二千年以上もの歴史を黙って見続けてきた長城そのものへの思い、こんな思いが渾然一体となって湧きあがり、また、熱いものがこみ上げてきた。

長城の入口は左右に分かれ、勾配の急な男坂か、ゆるやかな女坂を登って高い烽火（のろし）台にたどりつけるようになっている。女坂はあまりにも観光客でひしめき合っているので男坂を登ろうとしたら、賢い人がいて、こちらは逆光だからいい写真がとれませんよと忠告してくれたので、結局、女坂の雑踏の中を登ることにした。三つの関門を通って一番高所の望楼に達するのだが、日頃足を鍛えていないので坂を登ると息がはずみ、弱気になってしまう。二つ目の烽火台のもとで、もう息も絶え絶えになってしまった。ご一緒した久留米大学教授・野中共平先生に「どうぞここで待っていますから登ってきてください」と申し上げたら、「ここまできて頂点を極めなければ、実験だけして論文を書かないのと同じですよ」と言われてしまった。

ザルツブルクへきてザルツカンマーグートを見なければ、松本まで行って上高地に行かないのと同じだという案内書を見て、奮起し予定を変更してザルツカンマーグートへ足をのばしたことがあった。日頃、人に論文を書かなければ大学人ではないとわめいている手前、ここで挫折しては女がすたるというものである。とうとうめざす頂点まで登りつめた。

万里の長城は前にも後にも、時には横にも分岐してうねうねと遠い彼方に打ち続いている。紀元前二五〇〇年に北方の遊牧民族、匈奴の侵入を防ぐために築城がはじまり、紀元前三世紀、秦の始皇帝はほぼこれを完成させた。30万人の軍兵と農民百万人を使用して作ったといわれている。

この長い城壁を見ていると、富める中国に対する北方民族の略奪のすさまじさが想像できる。人力と、資金と、年月をかけてこれほどの建造物を作らせた背景には、匈奴の突進力がいかに強大なものであったかがうかがえる。略奪者には愛も、哲学も、条理もない。

私もかつて、泥棒が家に押し入り、死んで生まれた子どもの骨壷から、病理解剖をしたお礼にいただいた三千円を盗られたことがある。無給医局員と安サラリーマンの家に泥棒が入っても、とるべき金目のものがあろうはずがない。泥棒は三千円しかないのに腹を立て、骨壷をひっくり返し、部屋中にメリケン粉をばらまいてあった。私は死んだ子どもの骨を拾い集めながら、私たちが貧乏だからこんな目にあうと泣きわめいたが、夫は、貧乏でも精神は貴族だと言って、略奪の不条理に反抗していた。

長城でこんなことを思い出していたら、少年が、長城に満月が美しく輝いている写真集を売りにきた。略奪や、人柱や、権力などおぞましいイメージから逃れるには月がいい。長城には月が一番よく似合う。時間がないので月の出を待つことができなくて残念でたまらなかったが、野口英世のすばらしい文章の手紙（『野口英世書簡集Ｉ』378頁　野口英世記

念館発行　一九八九年）を思い出した。この手紙はオーストリア・グラーツの国際学会でお知り合いになった寺木良巳先生が教えてくださったものである。

生物には生死の境なく　人生には幸不幸の分れ目なく　富めるものは必ずしも幸せならず　病めるものも人知らざる楽境に得るを得べし　色々と世の中を見渡せば無境無我に入り申候

人生の目的も何れにありやと時々疑わせ申候

四千年前に古人が賞でし明月は　今日此頃客地より故山を偲ばする同一のお月様にて時の限りなく　長きが如くにして短く　短くがごときにして長きを感ぜしめ候

昭和二年五月十二日　深更　英世

故郷なる父上様　膝下

夜更けの電話

依頼原稿の期限が過ぎて編集の方々に迷惑をかけることはよくあるが、大学内の決裁の締切は待ったなしである。突然難しいことを言ってきて、今日中に答えをくださいということも少なくない。

ある日、そろそろ帰りたいがこれだけは片づけておかないと明日に差し支えるからと、気を取り直し、取り直し、書類の山を片づけていたら、けたたましく電話が鳴った。午後一一時三〇分である。こんな夜更けにかかってくる電話は、たいてい、当直医から患者さんの急変を知らせるものか、私の行動をよく知っている気心のしれた友人か、昼間よほど忙しくてお互いに連絡が取りにくい研究会の打ち合わせなどしかない。誰だろうかといぶかりながら受話器をとったら、電話の主は思いがけなくも我が夫であった。

「おれだ、おれ。ドアを開けてくれ」

「え、どこのドア？　どうしたの、どこにいるの？」

「病院の前だよ、とにかくドアを開けろ」

その声はいつもの口数の少ない静かでソフトな口調とちがって、何か思いつめた性急なひびきがこもっていた。糖尿病センターの建物は、夜間は厳重に鍵が掛かっていて外から勝手に入れないような仕組みになっている。こんな深夜に自宅ならともかく、病院のドアを開けろというのは一体どういうことであろうか。所長室に隣接した医局にはもう人っこ一人いない。私は椅子から立ち上がって玄関に向かいながら、電話の声のただならぬせっぱつまった雰囲気から、とっさに、私は殺されるのではないかと思った。

このところずっと夫とろくに話もしていない。私が家に帰りつくと夫はもう白河夜船であるし、朝七時半、病院に遅刻しないようにせかせかと家を出る時は、新聞に熱中しているので、「さよなら、バイバイ」しか言わない。この「さよなら」は「行ってきます、お先に」の挨拶代わりであるが、いつどこで事故にあって今生の別れにならぬとも限らないこの世の無常に対する惜別の挨拶も込めている。相手は新聞から目を離さず「うん」と言うだけである。

日常生活の中で、私は何ひとつ主婦らしいことをしていない。旅行鞄に身の回りの品々をつめるのも、季節の衣類の入れ替えも、すべて彼は自力でやっている。文句や不満を言うこともなく、なに食わぬ顔ですれちがい夫婦を通してきたが、心の深層では意外に主婦の資格不十分な妻に対して許せない気分であって、何かをきっかけに日頃の不満が一気に爆発したとしてもおかしくはない。あのいら立った「戸を開けろ」は、ただ事ではない。

病院の玄関で大学教授がその夫に刺し殺されたなどというニュースは恰好のいいものではないばかりか、前代未聞である。しかし、家族への献身を忘れて仕事に邁進してきたのだから、今、何が起きても仕方がない。すべてに甘んじよう。この瞬間まで私は、足を失ったり、腎不全に陥った糖尿病の患者さんのこと、糖尿病センターの発展のことを考え続けてきたのだ。

しっかり気を落ち着けて、少し胸を張って、私は夜間緊急用の玄関のドアを開けた。すると夫は「ションベン、ションベン、新聞社の車で送ってもらっているから、帰れるなら乗っていけ」と言ってトイレに飛び込んでしまった。

何という大袈裟な発想と取り越し苦労をしたことであったか。晴れ晴れとした表情の彼は「〇〇新聞の〇〇氏がお前さんに診てもらっていると言っていたよ。〇〇氏は僕の尊敬する恩師のお子さんだった」と機嫌よく言った。

日本の社会は縦社会であるから、その文化はよく発達しているが、夫婦間の会話を代表する横文化は、稚拙といっていいほど未発達である、という説を心理学のある先生から聞いたことがある。何でも話し合う習慣のない私たちも verbal communication（言葉による意思の疎通）はいたって下手である。代わりに、水虫の薬が欲しいとき、彼は私の机の上に薬袋を黙ってのせてある。そんなわけで non-verbal communication でうまくいっているつもりでも、刺し殺されるのではないかという危惧を感じるのは、女性にとって職場も、家庭も、やはり針の筵（むしろ）の緊張を背負った試練の場であるといえる。

庭に白くやさしい一輪草が可憐に、しかも凜（りん）として咲いている。私も一輪草のように、自然の姿で二足の草鞋（わらじ）をはいていられるようになりたいと願っている。

ある晴れた日に

甲府をぬけて、アルプスへの登攀路（とうはんろ）に近づく山路に、紅葉の美しい夜叉神（やしゃじん）峠がある。夜叉神をすぎてさらに断崖絶壁の山襞を奥へ奥へと深く分け進んでいくと、突然、野呂川のほとりに辿りつく。日本で二番目に高いという北岳の麓にありながら、川の両側に山肌が垂直に迫っているので、仰ぎ見ても北岳の偉容はない。清流を横切る大きな吊り橋をわたると、そこに少し窪地があって樹林に見え隠れするような形で、広河原（ひろがわら）山荘が建っている。

その広河原山荘で、春と秋の日曜日、一流の音楽家による谷間のコンサートが開かれていることは、以前から家の者に誘われて知っていたが、いつも大学や病院の行事と何かしら重なって出席出来ないことを残念に思い続けていた。

平成五年一〇月三一日の日曜日は、前夜、美しい満月が輝き、快晴の秋晴れに恵まれた。

錦秋の名にふさわしい紅葉に包まれた広河原は、森閑と静まりかえり、谷間のコンサートを聴く人だけがその山荘に吸い込まれていく。

メゾソプラノの地引憲子リサイタル「黒人霊歌と日本の歌」である。山を愛し、よほどの音楽好きでなければ、こんな人里離れた山奥にはるばるやって来ないだろう。誰がここで音楽会をやろうと言いだしたのかしら、すごい人がいるものである。

メゾソプラノの透明な音声（おんじょう）が谷あいの静寂（しじま）にこだますると、人々の心は一つになって、悲しみと祈りにみちた黒人霊歌と叙情の日本歌曲に聴き入る。歌い手の地引憲子さんの紹介に、「安らぎと感動を与え詩の世界へ聴衆を導く地引の歌唱を小沢征爾氏は、『心でうたう人』と評している」と書かれていたが、一曲一曲心をこめて丁寧に歌いあげていく。良い歌い手だけでなく、ここ広河原は、魂を歌いあげる音楽会には最高の環境である。

清冽な空気、青い空、澄んだ水、善人たちの集まり、皆で「赤とんぼ」を合唱して会はお開きになったが、どれよりも圧巻であった歌は、新川和江作詞、中田喜直作曲の「亡き母に」であった。

白い椿に呼びかけてみる

——おかあさん
睡蓮の花に呼びかけてみる
——おかあさん
芙蓉が咲けば　芙蓉の花に
紫苑が咲けば　紫苑の花に
——おかあさん
——おかあさん

どこにも姿が見えなくなって
そうしていまは
どこにでもいる　おかあさん
野を吹く風にも　——おかあさん
葉ずえの露にも　——おかあさん
ちいさな虫にも　蝶々にも

空ゆく雲にも　——おかあさん

心のよわい娘になって
あなたのおそばにわたしはいます
あしたにゆうべに
　　　　——おかあさん
　　　　　おかあさん

「亡き母に」を聴きながら、聴衆はことごとく涙を浮かべていたようだ。各々自分の亡き母を、恋しくせつなく思い浮かべたのであろう。

これほど人の心をゆさぶり感動をもたらすお母さんの偉大さはどこにあるのか、それは何といっても無償の愛に殉じることができるからであろう。

私は、東京女子医科大学の入学試験に合格した時、母が「金比羅さんに合格祈願のお願(がん)ごめをしてあるから、お礼参りに行こう」と言って、土佐からわざわざ汽車に乗って香川県の琴平へ行き、金比羅様の千段以上の階段を二人で手をつないで登って行ったことを思い出していた。

母は、「お父さんが浮気をしていたとき、離婚しようと何度も考えたが、貴女を捨てられなくて辛抱し通したけど、やっぱり離婚しなくてよかった、こんな良い子に成長してくれて」と泣いた。金比羅様の境内で私もなぜかもらい泣きをして、二人はぴったり心が通い合って母であり子であった。

母はずっと一家の要であり、ずっと精神のよりどころであって、誰からも「おかあさん」と慕われながら昇天して逝った。

ふと自分のことを考える。朝から晩まで病院にいて、朝、髪の毛を梳いてあげるだけしかしなかった人が、子どもたちから「おかあさん」と呼んでもらえる資格があるだろうか。

一日でも研究の手を休めると、医学という時の流れにはついていけなくなる。ましてや子どもが生まれたからといって、子育てに多くの時間を割いていたら、ついていけないどころか、時の進歩に完全に取り残されてしまうのだ。学界から忘れ去られるスピードは早い。

診療と研究に身が入ると子どもは大方放っておかれるし、子どもに構いすぎると職場の厄介者になってしまう。どちらに対しても、これでいいのか、これでいいのかと揺れ動く心をもって迷いながら育てた子どもの子どもが、早、ハイハイをするようになってしまった。足元にじゃれついて、抱っこをせがむそのかわいい仕草を見ていると、自分の子どもにはこんな思い出のないことに驚かされたり、すまないと思ったりさせられる。やっぱり「おかあさん」と呼んでもらえるにはほど遠い存在であるのかもしれない。

醍醐の桜

回診の時、放送関係の仕事をされている患者さんの部屋に入ったら、枕元の水上勉著『醍醐の桜』が目に入った。美しい枝垂桜の装丁に味わいのある墨字でくっきりと「醍醐の桜」と書かれていて、思わず目を奪われ、「この本面白いですか」と聞きたい衝動をおぼえた。しかし、それは患者さんに親しみを込めることは出来ても、患者さんの病状とは何ら関わりのないことだから、気がつかぬふりをして問いかけるのを止めた。

以前、身体中に刺青（いれずみ）のある患者さんの回診をしたとき、身体は無論のこと部屋中見事な花の中に埋まっていたので、「お花がきれいですね」といったら、「先生は花だけほめていった」と言って患者さんが嘆いていたということが聞こえてきたので、短い回診の時、患者さんとの会話のやりとりには不用意な言葉を出さないように努めている。

回診が終わったあとでも、ずっと目の覚めるような「醍醐の桜」と書かれた水茎（みずくき）のあと麗しい表題と、本の装画と、著者がどんな気持ちを託して何を書いてあるか気になって翌日買い求めた。その本は、今は心筋梗塞を病んでリハビリテーションをするため京都へ行き、醍醐を歩いて、二〇代の兵役時代、醍醐の桜の木に馬をつないだ思い出話が書かれていて、しみじみとした水上勉の心境が読みとれ、共感をよぶ内容であった。

もちろん醍醐の桜は、一五九八年、豊臣秀吉が桃山時代を象徴する豪華絢爛の花見をしたことで有名である。秀吉は正妻・北政所（寧々）に花を眺めさせ、浮世の憂さをはらさせてやりたいと思ってこの花見の宴を開いたと言われている。有名な醍醐の花見から3ヵ月後、63歳の秀吉は病に倒れ八月一〇日意識混濁、八月一八日には帰らぬ人となっている。

生駒等寿の画いた花見屏風には、秀吉は侍女に支えられながら歩いている（牧野和春著『桜の精神史』牧野出版　一九七八年）そうであるから、この花見の宴を開いた時にはすでに何か疾病にとりつかれていたようである。もしかしたら、ＡＳＯ（閉塞性動脈硬化症）があって歩行もままならなくなっていたのかもしれない。その基礎疾患は糖尿病ではなかったか、などと考えられる。その醍醐の桜は私の死出の旅までには見ておきたい桜の一つになっていた。

ある出版社から、食事療法に関する書籍の編集を頼まれた。編集者の一人が鹿児島からわざわざやって来るので、場所は京都にしませんかと提案したら、あっさり受け入れてくださった。日曜日の正午一二時から会が始まるので、その前の数時間を利用すれば醍醐を往復することは不可能ではない。よし、そんなら秀吉や水上勉の見た醍醐へ行ってみようと決心した。

大阪の友人に電話したら、醍醐へはまだ行ったことがないというので、日曜日の早朝、醍醐を一緒に歩くことになった。

四月半ば、暖冬とはいえ少し遅れた京都の桜は折しも満開で、醍醐寺へは九時前に着いたが、もうかなりの人がそぞろ歩いていた。紅白に染めぬかれた53の桐の紋がついた幕が張り巡らされ、その上に花のトンネルが出来ている。晴れ上がった紺碧の空が、びっしり咲き誇った花霞の間から所々見えて、そのコントラストがまた一段と美しい。

秀吉が茶屋を出して大勢の大名をもてなしたというのは、この道であっただろうか。今、桜の大半は染井吉野であるから、四百年前のものではあるまい。三宝院の中の大きな枝垂桜と仁王門前の大きな山桜は、往時の豪華絵巻としての茶会を偲ぶに充分な雰囲気を醸し出している。赤い柔らかい新芽と一緒に咲きでた山桜花の典雅な姿、たおやかにしなった枝に咲き匂う枝垂桜の艶麗な姿……。

突然、友人が言った。

「網膜症をチェックしてもらおうと思って、患者さんを眼科へ紹介すると、何も所見がないのに診てくれ診てくれといって、患者さんを送ってくる。あの女の先生は何考えてるんや、と言われるのです。糖尿病の臨床はまだとっても各科に理解されていません。それが辛くて、こんな綺麗な桜を見ていると涙が出てきます」

恐らく、日常の臨床にまつわるもろもろの辛さが、桜の花の精に触発されて急に吹き出たものであろう。目がうるんで見えた。

何でも自分が一生懸命取り組んでいる時は、一生懸命のものを見ると、ふいに涙が出るものである。私だって、一人で目をつむるとふっと涙が出てくることがあるといったら、「先生もそんなことがあるのですか」とうれしそうな顔をした。一生懸命、枝一杯に咲いた桜が一輪、二輪、ひらひらと舞って三宝院の池に落ちていった。

夏つばきの咲く頃に

「Who's who ってどんな人名録?」と周りの誰かれに聞いたがよくわからない。日本在住のユダヤ人に伺ったら、「それに掲載されるの? それはとてつもない名誉なことですよ。アインシュタインが載っている人名録だから。貴方すごい人だよ、Congratulations!」となってしまった。

世界各国から選ばれた知識人二万名の中にあなたが選ばれたので、という手紙がケンブリッジから届いたのが前年の六月頃、夏つばきの咲く頃であった。これを機に女性の指導者五百名の中に選ばれましたとか、一つの仕事を成し遂げた人として選ばれましたとか何とか、少々名誉よりもコマーシャルが先行しているのではないかと思える手紙が続々やってきて、結局4つの種類の Who's who に載るらしいことがわかってしまった。一九九四年版でまだ出ていないから真偽の程はわからないが……。

教え子の一人が国立大学の教授と結婚していて、「主人の恩師がかつてWho's whoに載るといって大層喜んでいたそうで、やはり先生がWho's whoに載ることは私たちにとってこの上もない誇らしいことです」と、えらく喜んでくれた。

ある日、彼女からお祝いだといって花束と一冊の本が届けられた。その本は読売新聞社から出版された河合隼雄著『老いのみち』という本であった。彼女は返すがえすも「先生が還暦を過ぎているから老いのみちを贈るのではない。226頁の女性の老師という一章だけを読んでいただきたいのです」と電話の先でくり返し強調された。

女性の老師とは、鎌倉時代の名僧・無学祖元の高弟で、かつ後継者となった無外如大(むがいにょだい)のことで、彼女は臨済宗の発展に、大いに寄与したという紹介がなされていた。しかし、この無外如大の活躍は今まで、ずっと日本の学者が見落とし、あるいは無視して歴史の中に埋もれて陽の目を見ることがなかったそうである。この偉大な女性禅師のことを、アメリカ人女性の日本学研究者バーバラ・ルーシュさんが世界に示したのだそうである。

バーバラ・ルーシュさんは、コロンビア大学教授で、中世日本研究所の所長、『もう一つの中世像』という272頁におよぶ日本語の名著によって第一回南方熊楠賞を受賞しておられる。思文閣出版から出された『もう一つの中世像』の中に、日本の歴史家たちがかつて光をあてたことのない無外如大のことをしっかりと紹介しているのである。

バーバラ・ルーシュさんは、一九七六年、禅の高僧の木彫座像集である『頂相(ちんそう)彫刻』という本が出版されたとき、その本の中で、初めて無外如大と出会っている。みんな剃髪で墨染の僧衣をまとった男性ばかりの中から無外如大像が尼僧であることを見抜いている。

彼女は、流麗な日本語で、重要文化財の指定をようやく受けた無外如大の彫像にスポットライトをあてて、「静かな、しかし威厳に満ち、深い内省をたたえた風貌をみごとに捉えた彫像」と書いている。さらに、無外如大について次のように述べている。

「彼女が尼になることに「同意」した動機が夫を失ったためなのか、それとも宗教的ないし知的欲求のためだったかは明らかではない。どういう事情で博学の禅尼になったのかもはっきりしない。無外の創建した尼寺、彼女の指導した組織が、当時の社会、宗教史上重要な意味をもつ組織だったことは事実である。それが具体的にどのようなものであったかは、まだ残念ながら十分研究されてはいないのである。昭和四十八年、無外の彫像は重要文化財の指定を受けた。女性というもうひとつの性が、今までこれほどにも永く無視され、研究の枠外に放置されてきた事実を、今なおわれわれに思い知らせつづけているのである」（バーバラ・ルーシュ著『もう一つの中世像』思文閣出版　一九九一年　25頁より）

臨済宗の後継者と名ざされた偉大な指導者が、女性であるがために無視されたのではないかと、外国の女性の歴史家に指摘されているのは、どうも恥ずかしいことである。

これ程すぐれた指導性を持った女性、無外如大のことを、もちろん私たちは全く知るよしもなかったのだ。知らないことは世の中にたくさんあるものである。

もう一つ恥ずかしながら、私は、慈悲を理想とした光明皇后が、患者さんにいつも蒸風呂の施浴（せよく）を行っていたことは知らなかった。皇后による施浴千人目の患者は癩（らい）を病んでいた。瘡の膿（うみ）を人に吸ってもらうと癒されるといわれているので、膿を吸い出してほしいと懇願され、光明皇后は、頭の先から足の先まで癩者の膿を丹念に口で吸って排除してあげた。病人の身体は突然、端厳な形に変わって明るく輝きだした（和辻哲郎著『古寺巡礼』岩波書店 108頁）。それは阿閦仏（あしゅくぶつ）であったのだという伝説である。

この話は伝説であるとしても、私は医療者の一人として、これ程までに深い仁を人に授けることのできた女性の大先達がいたことをもっと誇りに思うべきだし、若い時から知っているべきであったと、恥じ入っている。

私をWho's whoに推薦してくれたのは多分、外国の医師ではなかろうかと思う。掲載の理由が、糖尿病であっても妊娠・出産することが可能であることを一般社会に普及させる努力をしたということであるが、Who's whoのおかげで二人の偉大な日本女性を知ることができてとても幸せな気分である。

外には今年もまた無常を意味する夏つばきが咲いている。

雑誌、書籍から転載したものについては多少の加筆を行っている。

〈著者略歴〉

大森安恵（おおもり・やすえ）

1956 年　東京女子医科大学卒業。翌年、同大学第二内科入局
1974 年　同第二内科助教授。カナダのマクギル大学留学
1975 年　同糖尿病センター助教授。1977 年にスイスのジュネーヴ大学留学
1981 年　同糖尿病センター教授。1991 年より同センター所長兼主任教授
1997 年　定年退職。名誉教授
1998 年　国際糖尿病・妊娠学会（IADPSG）日本代表、現在に至る
2002 ~19 年　東日本循環器病院（現・海老名総合病院）糖尿病センター長

糖尿病と妊娠に関するわが国のパイオニアで、1985 年糖尿病と妊娠に関する研究会設立、2001 年日本糖尿病・妊娠学会に改め理事長となる

2011 ~ 13 年 WHO の GDM ガイドライン作成委員

〔受賞〕吉岡彌生賞、坂口賞、サンサム医学研究賞、Distinguished Ambassador Award、ヘルシーソサエティ賞、鈴木万平賞など

〔著書〕『彼岸花の鎮魂歌』『間違いだらけの糖尿病の常識』『ハーゲドン情熱の生涯』〈翻訳〉（時空出版）、『女性のための糖尿病教室』（プラネット）、『女医のこころ』（河出書房新社）ほか、糖尿病に関する著訳書、研究論文は多数

糖尿病と向き合う一筋の道

二〇二一年七月三〇日　第一刷発行

著　者　大森安恵
発行者　藤田美砂子
発行所　時空出版
〒112-0002　東京都文京区小石川四-一八-三
電話　東京〇三（三八一二）五三一三
https://www.jikushuppan.co.jp
印刷・製本　㈱理想社
ISBN978-4-88267-072-8